Operation Nursing Procedures of Colorectal Tumour
for Natural Orifice Specimen Extraction Surgery

结直肠肿瘤
经自然腔道取标本手术护理程序

主　审　王锡山
主　编　周丽娟
副主编　汤庆超　刘新宇　邱礼荣　王贵玉　王聪慧　李佳英
编　者（以姓氏拼音为序）

崔文静	哈尔滨医科大学附属第二医院	王聪慧	哈尔滨医科大学附属第二医院
邓　迪	哈尔滨医科大学附属第二医院	王贵玉	哈尔滨医科大学附属第二医院
黄婷婷	哈尔滨医科大学附属第二医院	王琳琳	哈尔滨医科大学附属第二医院
李佳英	哈尔滨医科大学附属第二医院	王启鹏	哈尔滨医科大学附属第二医院
刘　洋	哈尔滨医科大学附属第二医院	王晓辉	哈尔滨医科大学附属第二医院
刘新宇	哈尔滨医科大学附属第四医院	王欣欣	哈尔滨医科大学附属第二医院
满思琪	哈尔滨医科大学附属第二医院	翟界坤	哈尔滨医科大学附属第二医院
邱礼荣	哈尔滨医科大学附属第二医院	周丽娟	哈尔滨医科大学附属第二医院
汤庆超	哈尔滨医科大学附属第二医院		

人民卫生出版社
·北京·

版权所有，侵权必究！

图书在版编目（CIP）数据

结直肠肿瘤经自然腔道取标本手术护理程序 / 周丽娟主编 . —北京：人民卫生出版社，2020.8

ISBN 978-7-117-30267-8

Ⅰ.①结… Ⅱ.①周… Ⅲ.①结肠疾病—肠肿瘤—外科手术—护理—技术操作规程②直肠肿瘤—外科手术—护理—技术操作规程 Ⅳ.①R473.73-65

中国版本图书馆 CIP 数据核字（2020）第 134220 号

| 人卫智网 | www.ipmph.com | 医学教育、学术、考试、健康，购书智慧智能综合服务平台 |
| 人卫官网 | www.pmph.com | 人卫官方资讯发布平台 |

结直肠肿瘤经自然腔道取标本手术护理程序
Jie-Zhi Chang Zhongliu Jing Ziran Qiangdao Qu Biaoben Shoushu Huli Chengxu

主　　编：周丽娟
出版发行：人民卫生出版社（中继线 010-59780011）
地　　址：北京市朝阳区潘家园南里 19 号
邮　　编：100021
E - mail：pmph @ pmph.com
购书热线：010-59787592　010-59787584　010-65264830
印　　刷：廊坊一二〇六印刷厂
经　　销：新华书店
开　　本：787×1092　1/16　印张：8
字　　数：180 千字
版　　次：2020 年 8 月第 1 版
印　　次：2020 年 8 月第 1 次印刷
标准书号：ISBN 978-7-117-30267-8
定　　价：79.00 元

打击盗版举报电话：010-59787491　E-mail：WQ @ pmph.com
质量问题联系电话：010-59787234　E-mail：zhiliang @ pmph.com

主编 简介

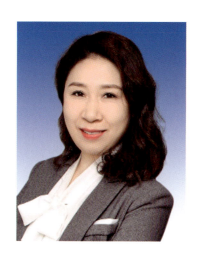

周丽娟

副主任护师　硕士研究生
哈尔滨医科大学附属第二医院手术室麻醉科总护士长
中华护理学会手术室护理专业委员会专家库成员
中国医学装备协会护理装备与材料分会委员会委员
中国医学装备协会护理装备与材料分会黑龙江省手术
　　室专业学组副组长
黑龙江省护理学会手术室专业委员会副主任委员

序

2020年伊始，注定不平凡。在抗疫决胜时刻，接到周丽娟邀序，看完书稿，心情大好。医护合作为患者的生命、为患者的生活质量、为创新术式的诞生一起奋斗的画面，仿佛就在眼前，恰似昨天，对护理团队的钦佩之情，油然而生，故欣然提笔。

过去人们始终认为手术开膛破肚是天经地义，曾几何时我们也理所当然地认为"伟大的刀口"代表"伟大的医生"。直到2007年一名法国医生经自然腔道将胆囊切除，这一手术完全颠覆了传统手术的观念，也开启了我们团队对于腹部无切口手术的探索之路。2010年我带领团队在哈尔滨医科大学进行了国际上第一例结直肠癌经自然腔道内镜手术（natural orifice transluminal endoscopic surgery，NOTES）的探索，两例的尝试之后我们体会到了NOTES病例适应证选择的困难，以及因设备和技术限制而不适合广泛推广和普及。于是，我思考着希望找到一种能将NOTES无瘢痕的理念与常规微创设备如腹腔镜技术相结合的方式，以期降低手术难度，增加可操作性，让更多的医生掌握，让广大的患者受益。2013年6月26日，我带领的结直肠肿瘤外科团队与手术室护理团队共同在哈尔滨医科大学附属第二医院手术室完成了第一例经自然腔道取标本手术（natural orifice specimen extraction surgery，NOSES）的探索。我的外科医生团队和手术室护理团队都为这一创新感到由衷的喜悦和莫大的成就感。在这本《结直肠肿瘤经自然腔道取标本手术护理程序》即将出版之际，我首先想感谢哈尔滨医科大学附属第二医院结直肠肿瘤外科/普外九医生团队和手术室护理团队陪我努力拼搏和见证了那一段带给我们共同成就感的时光，感谢手术室护理团队，正是在他们的支持和鼓励下推动了NOSES的创新、发展和完善之路。

探索NOSES的过程中，哈尔滨医科大学附属第二医院护理团队不仅参与了NOSES的技术创新过程，也共同参与了手术的命名过程。最初，我们曾以结直肠肿瘤外科/普外九科室名来命名，将适用于低位直肠癌外翻的NOSES Ⅰ式称为普九一式，适用于中位直肠癌的NOSES Ⅱ式称为普九二式，适用于高位直肠癌的NOSES Ⅳ式称为普九三式。三个全新术式的创新似乎对于外科医生来说已经达到了创新的顶点和瓶颈。然而，在哈尔滨医科大学附属第二医院手术室护理团队与我的医生团队默契配合和共同努力下，全新的手术方式频频问世。每当完成一例全新术式，手术室护士和医生们都情不自禁地共同庆祝和相互鼓励并拍照留念。在这种成就感的支撑和正能量循环叠加的氛围下，经自然腔道取标本手术从最初适用于直肠癌的三个术式，迅速扩展到适用于不同部位结直肠癌的十种全新手术方式。这时我们称这类术式为类-NOTES，后来经过逐渐完善和发展最终命名为NOSES，即目前我们熟知的这一系列可以运用腹腔镜、达芬奇机器人、TEM或软质内镜等设备，完成腹腔内的器官切除与重建，通过人体自然腔道（直肠、阴道、口腔）将标本取出的手术。NOSES避免了辅助取标本切口，无瘢痕可以给患者带来积极的心理暗示，社会心理学优势显著，因此，NOSES无瘢痕不仅促进了身体恢复，更关注患者长期的精神和心理康复。NOSES目前已经从结直肠肿瘤拓展到了腹盆腔脏器肿瘤均适用的手术方式，从哈尔滨医科大学附属第二医院单中心开展到全国200多家医院开展，并在国际NOSES联盟的17个国家的50个国际NOSES中心广泛传播。我们出版了三个版本的中文版手术学专著，并翻译成为英文在Springer出版。俄罗斯、日本、韩国、越南、法国等多国专家也将其翻译成本国语言在各自国家推广和开展。中国NOSES联盟和国际NOSES联盟分别发布了结直肠肿瘤NOSES专家共识的中文版和国际版。

手术室护理团队的默契和熟练配合是外科医生顺利完成手术的先决条件，更是外科医生对手术技术的探索和创新的基础和动力。一台成功的手术中，外科医生的精湛技艺与手术室护理团队的默契流畅配合是一种相互愉悦、相互欣赏、相互支撑、相互促进、相辅相成的关系。哈尔滨医科大学附属第二医院是NOSES创新的发源地和诞生地，护理团队对促进NOSES系列手术的创新、发展、规范、完善和推广作出了巨大贡献，可谓功不可没。如今，这样一支团结奋进的高颜值、高学历、高情商、有责任感和使命感的手术室护理团队，在周丽娟护士长的带领下，从手术室护理配合的角度仔细揣摩和斟酌着NOSES的每一个细节和步骤并加以优化和总结，编撰了这本《结直肠肿瘤经自然腔道取标本手术护理程序》，我深感钦佩并愿意为这本书作序。这本书对NOSES手术室护理的围术期护理特点和心理护理，NOSES十种术式的术中护理操作配合细节以及术中无菌和隔离防护等要点都进行了详细阐述。相信本书可以为广大开展NOSES团队的手术室护理程序细节提供非常完善和周全的指导。

2013—2020年，NOSES已经从最初的一个术式发展成一套完整的理论体系。健康、有序、科学地开展和推广NOSES系列术式，外科医生的熟练操作是核心动力，手术室护理的规范化配合至关重要。《结直肠肿瘤经自然腔道取标本手术护理程序》的编著体现了NOSES创新发展过程中医护人员从技术规范层面到团队协作配合层面理念的升华。未来中国，是一群正知、正念、正能量人的天下。与智者为伍，与良善者同行，心怀苍生，大爱无疆。NOSES的发展之路，也正是一群有能力、有才华、有理想、有情怀的人们共同奋斗之路。NOSES是医生的杰作，也是护士的自豪；NOSES是中国的，更是世界的。让医生和护士共同发展它、完善它、提高它，学习永远在路上。最后愿我们："用欣赏的眼光看待别人的成绩，用挑剔的目光看待自己的不足。"是为序。

王锡山
2020年4月18日

前言

众所周知，21世纪外科学的发展主要体现在微创外科和器官移植，而微创手术，尤其以腹腔镜为代表。在此基础上，中国医学科学院肿瘤医院结直肠外科主任王锡山教授创新NOSES，即使用腹腔镜器械、TEM或软质内镜等设备完成腹腔内手术操作，经自然腔道（直肠、阴道或口腔）取标本的腹壁无辅助切口手术。该手术最大特点在于标本经自然腔道取出，术后腹壁仅有几处微小的戳卡瘢痕。目前可以开展NOSES的器官主要涉及结直肠、胃、小肠、肝、胆、胰、脾、膀胱以及子宫、卵巢等。然而医疗技术水平的大幅度提升对护理学科建设提出了更多、更高的要求，手术室护士要为医生提供高质量默契的配合。自2013年6月开展第一例NOSES以来，哈尔滨医科大学附属第二医院手术室逐渐摸索护理配合模式，规范NOSES护理配合流程，缩短了从理论到实践的差距。为提高手术质量，突出实用性而编写了此书。

本书共分为五章，分别从NOSES概述、NOSES患者围术期访视与心理护理、术前准备、手术配合及手术护理要点等方面，多角度全方位地对NOSES配合技巧与要点进行说明及讲解，不但有医生操作的手术步骤，同时也有每一步骤相对应的洗手护士和巡回护士的配合要点，遵循以患者为中心的整体护理模式，紧跟NOSES发展趋势，顺应时代需求。

本书内容丰富，知识新颖，图文并茂，时代感强，切合实用。具有科学、先进、规范等特点，可操作性强。可供手术室护理人员、护理管理人员阅读，亦可供手术医生参考。

护理学是一门在临床医学衍生下不断发展和壮大的科学，只有加强医护之间的配合，才能更好地满足以人为本的健康服务需求。随着NOSES理论体系的不断完善，手术室护士也在不断积累配合经验，完善手术配合流程。但由于编者的理论知识和实践经验的限制，书中内容难免有偏颇和疏漏之处，衷心恳请广大学者、读者、护理同仁不吝珠玉，多提宝贵意见，以便修正，使之日臻完善。

周丽娟

2020年4月1日

目录

第一章　NOSES 概述 1
　　一、NOSES 命名 1
　　二、NOSES 分类 1
　　三、结直肠肿瘤 NOSES 的手术方式 2
　　四、NOSES 在多脏器切除中的应用 3
　　五、中国 NOSES 的临床开展 3
　　六、NOSES 的优势与不足 3
　　七、手术室护理在 NOSES 围术期的作用及挑战 4

第二章　NOSES 患者围术期访视与心理护理 5
　　第一节　NOSES 患者围术期访视 5
　　　　一、术前访视 5
　　　　二、术后回访 12
　　第二节　NOSES 患者围术期的心理特点与心理护理 14
　　　　一、NOSES 患者围术期的心理特点与影响因素 14
　　　　二、NOSES 患者围术期的心理护理 15

第三章　NOSES 术前准备 18
　　第一节　物品准备与清点 18
　　　　一、手术器械 18
　　　　二、手术用物 18
　　　　三、手术物品清点 18
　　　　四、手术清点内容 19

目 录

五、手术清点注意事项 ··· 20

第二节 腔镜仪器设备 ··· 20

一、概述 ··· 20
二、组成 ··· 21
三、安装与连接 ··· 21
四、维护及注意事项 ··· 22

第三节 体位准备 ··· 24

一、NOSES 体位摆放常见问题 ··· 24
二、NOSES 体位安置 ··· 27

第四节 消毒与铺置无菌单 ··· 33

一、手术消毒 ··· 33
二、铺置无菌单 ··· 33

第五节 戳卡位置、洗手护士站位与腹腔镜位置 ··· 35

一、戳卡位置 ··· 35
二、洗手护士站位 ··· 38
三、腹腔镜位置 ··· 39

第四章 手术配合 ··· 42

第一节 腹部无辅助切口经肛门外翻切除标本的腹腔镜下低位直肠癌根治术（CRC-NOSES Ⅰ式 A 法、B 法，外翻法）手术配合 ··· 42

一、适应证与禁忌证 ··· 42
二、手术配合 ··· 42

第二节 腹部无辅助切口经肛门取标本的腹腔镜下低位直肠癌根治术（CRC-NOSES Ⅰ式 C 法，Park 法）手术配合 ··· 54

一、适应证与禁忌证 ··· 54
二、手术配合 ··· 54

第三节 腹部无辅助切口经肛门括约肌间切除标本的腹腔镜下超低位直肠癌根治术（CRC-NOSES Ⅰ式 D 法，ISR 法）手术配合 ··· 56

一、适应证与禁忌证 ··· 56

二、手术配合……56

第四节 腹部无辅助切口经肛门取标本的腹腔镜下低位直肠癌根治术
（CRC-NOSES Ⅰ式 E 法，Bacon 法）手术配合……59
 一、适应证与禁忌证……59
 二、手术配合……59
 三、二期成型……60

第五节 腹部无辅助切口经直肠拉出切除标本的腹腔镜下中位直肠癌根治术
（CRC-NOSES Ⅱ式）手术配合……61
 一、适应证与禁忌证……61
 二、手术配合……62

第六节 腹部无辅助切口经阴道拉出切除标本的腹腔镜下中位直肠癌根治术
（CRC-NOSES Ⅲ式）手术配合……64
 一、适应证与禁忌证……64
 二、手术配合……65

第七节 腹部无辅助切口经直肠拖出标本的腹腔镜下高位直肠癌根治术
（CRC-NOSES Ⅳ式）手术配合……67
 一、适应证与禁忌证……67
 二、手术配合……67

第八节 腹部无辅助切口经阴道拖出标本的腹腔镜下高位直肠癌根治术
（CRC-NOSES Ⅴ式）手术配合……70
 一、适应证与禁忌证……70
 二、手术配合……70

第九节 腹部无辅助切口经肛门拖出标本的腹腔镜下左半结肠癌根治术
（CRC-NOSES Ⅵ式）手术配合……73
 一、适应证与禁忌证……73
 二、手术配合……73

第十节 腹部无辅助切口经阴道拖出标本的腹腔镜下左半结肠癌根治术
（CRC-NOSES Ⅶ式）手术配合……77
 一、适应证与禁忌证……77

二、手术配合 ··· 77

第十一节　腹部无辅助切口经阴道拖出标本的腹腔镜下右半结肠癌根治术
　　　　　（CRC-NOSES Ⅷ式）手术配合 ·· 80
　　一、适应证与禁忌证 ··· 80
　　二、手术配合 ··· 80

第十二节　腹部无辅助切口经肛门拖出标本的腹腔镜下全结肠切除术
　　　　　（CRC-NOSES Ⅸ式）手术配合 ·· 85
　　一、适应证与禁忌证 ··· 85
　　二、手术配合 ··· 85

第十三节　腹部无辅助切口经阴道拖出标本的腹腔镜下全结肠切除术
　　　　　（CRC-NOSES Ⅹ式）手术配合 ·· 89
　　一、适应证与禁忌证 ··· 89
　　二、手术配合 ··· 89

第十四节　疑难罕见手术——腹部无辅助切口经直肠取标本的腹腔镜下右半
　　　　　结肠癌根治术手术配合 ··· 92
　　一、手术体位 ··· 92
　　二、戳卡位置 ··· 92
　　三、洗手护士站位 ··· 92
　　四、腹腔镜位置 ··· 92
　　五、手术适应证与禁忌证 ··· 94
　　六、手术配合 ··· 94

第五章　手术护理要点 ·· 98

第一节　无菌术 ·· 98
　　一、围术期准备 ··· 98
　　二、手术部位消毒 ··· 99
　　三、皮肤、手术切口保护 ··· 99
　　四、术中无菌技术要点 ··· 99

第二节　隔离技术 ·· 100
　　一、建立隔离区域 ··· 100

  二、隔离前操作 ··· 100

  三、隔离操作 ·· 100

  四、隔离后操作 ··· 101

 第三节 术中低体温的预防及护理 ··· 102

  一、低体温的名词术语 ··· 102

  二、导致低体温的原因及其对机体的影响 ································· 102

  三、预防低体温的护理措施 ··· 104

参考文献 ··· 109

第一章

NOSES 概述

在传统外科发展的历程中,手术瘢痕和疼痛被认为是手术的必然产物。近年来,经自然腔道内镜手术(nature orifice transluminal endoscopic surgery,NOTES)的出现让人们彻底转变了对外科治疗的观念。完成内脏手术可以不经过体表入路,NOTES作为微创时代先锋,成为人们追求的新目标。但由于多种因素的制约,导致NOTES的开展受到了极大阻碍。经自然腔道取标本手术(natural orifice specimen extraction surgery,NOSES)作为微创外科的一名新秀,在众多的微创外科技术中异军突起。NOSES巧妙结合了NOTES的无切口理念和腹腔镜技术操作的可行性,既表现出了完美的微创效果,又兼具良好的安全性和可操作性。

一、NOSES 命名

何谓 NOSES?其定义是使用腹腔镜器械、TEM 或软质内镜等设备完成腹腔内手术操作,经自然腔道(直肠、阴道或口腔)取标本的腹壁无辅助切口手术。该手术与常规腔镜手术最大的区别就在于标本经自然腔道取出,避免了腹壁取标本的辅助切口,术后腹壁仅存留几处微小的戳卡瘢痕。目前,可以开展 NOSES 的器官主要涉及结直肠、胃、小肠、肝、胆、胰、脾、膀胱以及子宫、卵巢等。该术式经自然腔道取标本,腹壁瘢痕小,通过巧妙结合 NOTES 理念和常规腹腔镜操作技术,更符合现阶段微创技术发展趋势,更具有临床推广的潜力和空间。

二、NOSES 分类

根据取标本的途径不同,NOSES 主要分为三种,即经肛门取标本 NOSES、经阴道取标本 NOSES 以及经口取标本 NOSES。目前临床应用最广的就是前两种方式,尤其是经肛门取标本。经肛门取标本主要适用于肿瘤较小、标本容易取出的患者;经阴道取标本主要适用于肿瘤较大,经过肛门取出困难的女性患者。除此两种取标本途径外,也有学者开始尝试开展经口腔取标本的 NOSES,包括袖状胃切除术、胃间质瘤切除术、肝活检术、胆囊切除术、脾切除术等。但由于食管管腔狭长、管壁弹性差,术者在开展经口腔取标本手术时,一定要严格谨慎地把握手术适应证。

根据取标本的方式不同,NOSES 又可分为三类,分别是标本外翻体外切除(外翻切除式)、标本拉出体外切除(拉出切除式)、标本体内切除拖出体外(切除拖出式)。不同的手术方式都有其不同的操作特点和技巧,但影响术式选择的决定性因素就是肿瘤的位置与大小。在结直肠 NOSES 中,外翻切除式主要适用于低位直肠肿瘤,拉出切除式主要适用于中位直肠肿瘤,而切除拖出式的适用范围最为广泛,包括高位直肠、乙状结肠、左半结肠、右半结肠以及全结肠。在胃 NOSES 中,所有的取标本方式都是采用切除拖出式。

三、结直肠肿瘤 NOSES 的手术方式

王锡山教授在《经自然腔道取标本手术——结直肠肿瘤》一书中阐述了十种不同的结直肠肿瘤 NOSES,手术适应范围遍及结直肠的各个部位。其中直肠手术包括 5 种方式,分别针对高、中、低位直肠肿瘤;结肠手术包括 5 种术式,分别适用于左半结肠、右半结肠以及全结肠。具体的手术方式详见表 1-1。随着对 NOSES 理论认识的不断加深,低位直肠的 NOSES 术式又得到了进一步更新完善,共包括 5 种术式。除了之前提出的 NOSES Ⅰ式 A 法、B 法以外,现又将结肠肛管吻合术(Parks)、经括约肌间隙切除术(ISR)、结肠经肛管拉出术(Bacon)融入到 NOSES Ⅰ式中,并分别命名为 NOSES Ⅰ式 C 法、D 法和 E 法。

表 1-1 结直肠肿瘤 NOSES 十种术式

术式简称	手术名称	取标本途径	肿瘤位置
CRC-NOSES Ⅰ式(A 法 -E 法)	腹部无辅助切口经肛门取标本的腹腔镜下低位直肠癌根治术	直肠	低位直肠
CRC-NOSES Ⅱ式	腹部无辅助切口经直肠拉出切除标本的腹腔镜下中位直肠癌根治术	直肠	中位直肠
CRC-NOSES Ⅲ式	腹部无辅助切口经阴道拉出切除标本的腹腔镜下中位直肠癌根治术	阴道	中位直肠
CRC-NOSES Ⅳ式	腹部无辅助切口经直肠拖出标本的腹腔镜下高位直肠癌根治术	直肠	高位直肠 / 乙状结肠远端
CRC-NOSES Ⅴ式	腹部无辅助切口经阴道拖出标本的腹腔镜下高位直肠癌根治术	阴道	高位直肠 / 乙状结肠远端
CRC-NOSES Ⅵ式	腹部无辅助切口经肛门拖出标本的腹腔镜下左半结肠癌根治术	直肠	左半结肠 / 乙状结肠近端
CRC-NOSES Ⅶ式	腹部无辅助切口经阴道拖出标本的腹腔镜下左半结肠癌根治术	阴道	左半结肠 / 乙状结肠近端
CRC-NOSES Ⅷ式	腹部无辅助切口经阴道拖出标本的腹腔镜下右半结肠癌根治术	阴道	右半结肠
CRC-NOSES Ⅸ式	腹部无辅助切口经肛门拖出标本的腹腔镜下全结肠切除术	直肠	全结肠
CRC-NOSES Ⅹ式	腹部无辅助切口经阴道拖出标本的腹腔镜下全结肠切除术	阴道	全结肠

四、NOSES 在多脏器切除中的应用

对于结直肠癌伴有远处转移或其他部位的病变可以同时手术切除的患者，也可以选择 NOSES 进行治疗。在多脏器切除术中，NOSES 的手术适应证要更为严格，不仅要求结直肠肿瘤局部病期早，同时其他部位病变也需要满足可同期手术切除的指征。对于结直肠肿瘤局部病期较晚，或其他病变无法手术切除的患者，不建议选择 NOSES。目前，国内有多个中心也开展了 NOSES 在多脏器切除手术中的应用，包括直肠癌伴肝转移的同期手术治疗、直肠癌伴子宫肌瘤的同期手术治疗以及直肠癌伴肺转移的同期手术治疗等。

五、中国 NOSES 的临床开展

尽管 NOSES 仍处于起步阶段，但在中国 NOSES 联盟中开展的多中心研究结果显示国内已有 79 家医院开展了 NOSES，当然实际情况可能还远不止这个数字。根据中国 NOSES 联盟成员单位注册情况来看，开展 NOSES 的中心已有 200 余家，这充分表明 NOSES 目前在我国的开展已颇具规模。此外，该研究结果表明目前开展 NOSES 例数超过 10 例的中心有 10 家，其中有 4 家中心手术例数超过 50 例。此外，从开展时间角度分析，2013 年以前结直肠 NOSES 病例总数仅为 74 例，2014 年共 84 例，2015 年共 114 例，2016 年就已经达到 220 例，截至 2019 年末 NOSES 例数已经达到约 5 000 例。这一结果也表明 NOSES 具有巨大的临床推广潜力和空间。

NOSES 的出现，在腹腔镜技术的基础上，结合"无切口"理念，让 NOSES 这一微创手术变成了"微创中的微创"，这一点也充分迎合了微创外科发展的大趋势。在王锡山教授等多位学术带头人的大力号召和推动下，国内广泛开展 NOSES 巡讲和 NOSES 学习班等活动，以及《经自然腔道取标本手术——结直肠肿瘤》专著的出版发行，也为中国 NOSES 的发展提供了巨大帮助。

六、NOSES 的优势与不足

NOSES 采用经自然腔道取标本，避免了常规腹腔镜手术所需的腹壁辅助切口，进一步减少了手术带来的创伤。然而，NOSES 的优势不只是少了一个腹壁切口那么简单。

看得见的是少了个切口，看不见的是多了份信心。常规开腹手术术后，腹壁上是一条十几甚至二十厘米的切口，传统腹腔镜手术是几个小孔加一条五六厘米的切口，但是由此引发的患者精神上的压力、生活上的困扰却不容小觑。对于爱美的人来说，身上多一个斑点都是瑕疵，何况是身上附着一根张牙舞爪的"蜈蚣虫"，更别说在艰难融入正常生活后腹壁偶尔的刺痛又从潜意识里把思绪拉回到患者的角色。如果少个伤口能让患者找回生活的信心，重新回归社会，这个努力就值得每个医生去尝试。

看得见的是减轻了疼痛，看不见的是加速了康复。没有了腹壁切口，另一个直接的受益就是减轻了疼痛。患者麻醉苏醒后就敢下床，术后一天就可以自由行走。治病却没有痛苦感受，治疗的信心也增加了好几倍。因为下床早，活动好，可以避免动、静脉血栓的发生；因

为疼痛轻,咳痰易,大大降低肺部感染的概率。因为胃肠功能恢复快,可以早期进食,又进一步促进了恢复。

看得见的是美容效果,看不见的是功能保全。对于直肠癌手术来说,肿瘤位置越低,保肛的可能性越小。然而,NOSES Ⅰ式的几种方法通过特殊的操作方式,在保证肿瘤根治的前提下,大大增加了保肛的可能性,同时又不增加患者术后并发症的发生率,使患者肛门功能得到了保全,也大大增加了患者术后的生活质量。

作为一种新兴微创技术,NOSES也存在一定的不足,主要包括以下几个方面。第一,与开腹和常规腹腔镜手术比较,NOSES的适应证更为严格,适应开展人群相对局限;第二,由于NOSES需要进行一些特殊操作,其技术要求更高,对无菌操作和无瘤操作要求更为严格;第三,NOSES对团队配合能力以及配合默契程度提出了更高要求,尤其是在消化道重建和标本取出环节。

七、手术室护理在NOSES围术期的作用及挑战

随着手术室护理的专科化发展,我们特别设定了针对NOSES围术期的护理。对手术所需的普通器械、腹腔镜器械和根据手术变化所需要的特殊物品及器械都进行了精心的准备,最大限度地方便手术的进行,避免因手术用物缺乏而影响手术的进度。手术室护士对围术期患者进行的术前访视及术后回访,让患者在各个方面都能够做好迎接手术的准备、掌握术后恢复的相关知识,也能够使手术室护士针对不同患者围术期存在的问题实施个性化护理,从而确保患者围术期的安全,增加手术进程的流畅性,充分体现了人文关怀在NOSES中的重要作用。

作为前沿的微创手术,经自然腔道取出标本的这种手术方式对于手术室护士的护理工作也是一项全新的挑战,不仅要求器械精准,同时也要求在手术过程中手术室护士一定要集中注意力紧跟手术步伐。手术室护士要熟记NOSES各个术式的手术方式,做到更高效地配合术者,这些对于手术室护理工作也是一项挑战。将NOSES做好并让更多的人了解NOSES给患者带来的优势并选择NOSES。

第二章

NOSES 患者围术期访视与心理护理

手术可以治疗疾病,但对患者来说是一个创伤的过程,也可能产生并发症等不良后果。同时,整个手术的过程中还时刻伴随着麻醉的风险。这些因素通常会引起患者恐惧、焦虑和不安的情绪。为了尽可能避免麻醉和手术存在的风险,同时减轻患者痛苦、恐惧和焦虑的情绪,巡回护士要有一系列完善的围术期护理程序。围术期访视和心理护理是对于不同患者、不同手术进行有针对性围术期护理的基础和重要环节,发挥着积极的作用。

第一节 NOSES 患者围术期访视

围术期访视是围术期护理的重要一环,巡回护士首先应为患者提供良好、有针对性的术前护理。进行术前访视有利于巡回护士了解患者相关的病情病程、NOSES 的手术方式、个性化问题等内容,同时向患者介绍 NOSES、麻醉的相关信息及注意事项等。因此,术前访视可减轻患者对手术、麻醉产生的陌生感和恐惧感,也可以充分调动起患者的主观能动性,使其能够积极参与配合手术及麻醉,使患者以最佳的状态迎接手术。

一、术前访视

(一) 术前访视的目的

1. 进行优质化围术期护理　巡回护士可以通过术前访视有针对性地了解和掌握患者的病情病程、NOSES 的手术方式等情况并以此进行护理评估,制订护理计划,以便在围术期实施正确、有效的护理措施,规避手术、麻醉及患者自身情况带来的潜在风险。

2. 调动患者主观能动性　巡回护士向患者介绍 NOSES 及麻醉的相关情况及注意事项,使其对手术和麻醉有所了解,从而有效缓解术前的紧张、不安、恐惧的心理,增强面对手术、战胜疾病的信心,以更好的状态迎接手术和麻醉,积极配合治疗。

3. 提高护士专业技术水平　通过术前访视激励巡回护士对护理工作的思考、研究和探索,从而提高其业务水平,更好地针对患者进行有效的优质化护理。

(二) 术前访视的步骤

1. 收集资料

(1) 收集资料的目的:①为巡回护士针对患者做出正确、个性化的护理诊断提供依据;②为随之制订的护理计划提供依据;③有效提高巡回护士的专业技术水平,为其进行护理科研积累资料。

(2) 收集资料的来源:①手术患者,通常是巡回护士收集资料的主要来源,只要患者意识清醒、精神状态良好、健康情况允许、沟通环境适宜、护患沟通没有障碍等,就应将其视为收集资料的主要来源。一般情况下,患者本人可以提供最为精准的主观资料,但如沟通的环境或者一些可能导致其隐瞒疾病相关情况的因素等也会影响患者提供资料的准确性。②患者的相关人员,如患者的家庭成员、朋友、同学、同事、发病目击者等相关人员通常是手术护士收集资料的重要来源。这些人员不仅可以提供患者现存的健康状况,还可以提供患者的病程变化及身体机能受到何种情况的影响等。对于危重症患者、婴幼儿、无判断能力、意识障碍或昏迷的患者,其重要关系人或家属可作为巡回护士收集资料的主要来源,在一些患者病情危重的紧急情况下,这些人员可作为提供资料信息的唯一来源。③其他保健人员,如主管医生、负责护士、营养师、保健师、社会工作者等健康保健人员,这些人员可以提供和补充患者身体的健康情况、疾病的相关信息、诊疗过程的相关情况、与健康保健环境接触的方式以及对疾病诊断性实验结果的反应等信息。巡回护士应与这些人员进行充分有效的沟通。④患者的健康记录,a. 医疗记录,如既往病史记录、病程记录、实验室检查记录、会诊记录、体检记录等,可以提供患者既往与现存的健康情况及检查、治疗的相关信息;b. 其他记录,如营养师、保健师等保健人员所记录的信息,还包括一些患者的相关信息如背景资料等,巡回护士在与患者沟通访谈之前要仔细阅读这些资料,可以有效避免提问已知的问题,从而节省沟通时间、增进护患关系,使双方更有效地进行沟通。⑤文献回顾,回顾与患者疾病相关的医疗、护理以及药学文献,可以使巡回护士术前收集的资料更加充分、完善。文献的回顾增加了巡回护士对患者所患疾病的特点、症状、治疗和预后的认知,使其能够更加有针对性地对患者进行优质的围术期护理。

(3) 收集资料的分类:①根据收集资料的来源可以把收集的资料分为主观资料和客观资料两类,主观资料指的是患者的主诉,通常是患者的主观感知,包括患者自身感觉到的、经历的以及看到、听到、想到的内容的描述,是巡回护士通过与患者及其相关人员交谈获得的资料,也包括家属的代述,如疼痛、恶心、头晕、无力等。客观资料指的是通过巡回护士的观察、患者体检以及实验室检查或借助医疗仪器检查所获得的资料,如大/小便的量及颜色、体温、血压、肤色等。②根据资料的时间可以把资料分为既往资料和现时资料两类。既往资料指的是与患者过往健康状况有关的资料,包括既往病史、家族史、传染病史、过敏史、治疗史等,现时资料是指与患者现在所患疾病相关的资料,如目前生命体征、精神状态、饮食情况、睡眠状况等。

(4)收集资料的内容:①一般资料包括患者的姓名、性别、年龄、文化程度、职业、婚姻状况、宗教信仰等;②现在健康情况包括患者的现病史、主要病情、日常生活规律、自理程度、护理体格检查情况、实验室检查结果等;③既往健康情况包括患者的既往病史、过敏史、家族史、传染病史、用药史等;④心理方面包括患者的精神情绪状态、自我感知、性格特征、角色关系、应激水平与应对能力、价值观等;⑤社会方面包括患者的主要社会关系及密切程度、社会组织关系与支持程度、经济状况、医疗条件等。

(5)收集资料的方法:①观察,是巡回护士运用自己感知能力收集资料的方法。从初始接触患者开始,巡回护士除了要观察患者的症状、生命体征以及精神情绪状态以外,还要观察访谈时患者的心理反应等,以便发现一些潜在的、不明显的护理问题。②交谈,术前访视过程中的交谈是巡回护士有目的、有针对性地与患者进行计划性沟通,在与患者及其相关人员交谈的过程中要了解患者的健康状况,获取其健康资料。巡回护士要妥善运用沟通技巧,态度亲切和蔼,与患者建立相互信任、良好的护患关系,以便更好地进行围术期的护理。③护理体格检查是巡回护士通过自己的感觉器官运用视、触、叩、听等技术或借助简单的检查工具(听诊器、叩诊锤等)对患者的生命体征和机体各器官功能状况,结合护理病变史,进行检查进而收集资料的方法。④查阅,是巡回护士查阅患者的病历、实验室检查结果、医疗护理记录及其他相关资料和书籍等进行收集资料的方法。

2. 整理分析资料　是巡回护士将所收集到的资料进行分类、核实、筛选、分析并记录的过程。

(1)分类:①按照马斯洛的需要层次论进行分类。②按照功能性健康形态分类:a. 健康感知-健康管理形态;b. 营养-代谢形态;c. 排泄形态;d. 活动-运动形态;e. 睡眠-休息形态;f. 认知-感知形态;g. 自我感受-自我概念形态;h. 角色-关系形态;i. 应对-应激耐受形态;j. 性-生殖形态;k. 价值-信念形态。③按NANDA-分类法Ⅱ:a. 健康促进;b. 营养;c. 排泄;d. 活动或休息;e. 感知或认知;f. 自我感知;g. 角色关系;h. 性;i. 应对或应激耐受性;j. 生活准则;k. 安全或预防;l. 舒适;m. 成长或发展。

(2)核实:巡回护士在分析整理资料时要确保所收集的资料准确无误,没有偏见和误解。对一些不确定、不清楚的资料需要重新确认并扩充新的资料。

(3)筛选:巡回护士对于所收集的全部资料进行整合,去除对于围术期患者健康无意义或无关的部分,筛选出需要主要解决的问题。

(4)分析:巡回护士通过分析所筛选出的资料,发现患者围术期的健康问题并作出护理诊断。

3. 记录资料　是巡回护士完成评估的最后部分。目前,资料的记录没有统一格式,可以在已设计好的围术期访视单中记录,要符合医疗护理文件的书写要求,做到全面、客观、准确、细致、及时。

4. 护理诊断

(1)护理诊断的组成:护理诊断由名称、定义、定义特征、相关因素或危险因素组成。

(2) 护理诊断的陈述结构:①护理诊断的陈述三要素包括健康问题(problem),即护理诊断的名称;症状或体征(symptoms or signs),即与健康问题有关的症状或体征;原因(etiology),即导致健康问题的直接因素、促发因素和相关因素,以上三要素简称 PES 公式。②护理诊断的常用陈述方式包括 3 部分陈述,即 PES 公式,具有陈述的三要素,多用于现存性护理诊断;2 部分陈述,即 PE 公式,只有健康问题和原因,多用于潜在危险性护理诊断;1 部分陈述,只有 P 即健康问题,多用于健康促进性护理诊断。

(3) 书写护理诊断的注意事项:①使用统一的护理诊断名称,规范、简明扼要、精准;②一项护理诊断只能针对一个健康问题;③避免与预期目标、护理措施及医疗诊断混淆;④指明护理措施的实施方向;⑤须是护理工作职责内能够予以解决或部分解决的;⑥遵循整体护理的原则。

5. 护理计划

(1) 排列护理诊断的顺序:①排序方法包括首优问题,即危及到患者生命、需立刻解决的问题;中优问题,即虽然不直接危及到患者的生命,但会给患者带来极大痛苦,严重影响其健康状态的问题;次优问题,即与患者特定的疾病或预后不直接相关的问题。②排序原则包括优先解决危及患者生命的问题,即首优问题;按照马斯洛需要层次论,先解决低层次问题,再解决高层次问题,必要时进行适当调整;优先解决患者主观上需要立即解决的问题;潜在的危险性问题。

(2) 确定预期目标:即护理措施实施后预期的结果,每个护理诊断都须有一个预期目标。①预期目标的分类包括短期目标,通常为数小时到一周内即可达到的目标;长期目标,通常需要超过一周甚至数月才能实现的目标。巡回护士确定的预期目标大多数为短期目标。②预期目标的陈述方式是采用主语+谓语+行为标准+时间+条件状语的方式进行陈述。③制订预期目标的要求包括以患者为中心;针对性和单一性;可观察性;可测量性;时限性;互动性;协调性;可行性。

(3) 制订护理措施:即帮助患者实现预期目标的护理活动和具体实施方法,也称护理干预。①护理措施的内容主要包括病情观察、基础护理、检查及手术前后护理、心理护理、健康教育等。②制订护理措施的要求包括具有针对性;切实可行性;明确、具体、全面;确保患者安全;以科学的理论为行动的指南;与医疗工作一致;鼓励患者积极参与。

(4) 书写护理计划:将护理诊断、预期目标、护理措施等各种信息按照一定格式组合而成的护理文件。巡回护士须将其记录在围术期访视单上,并在患者围术期予以实施。护理计划没有统一的格式,通常是表格的形式,包括日期、护理诊断、预期目标、护理措施和效果评价。

(三) 术前访视的注意事项

1. 巡回护士要在手术前 1 日对手术患者进行术前访视。

2. 访视时间的选择要适宜,应避开患者诊疗、用餐及休息的时间;通常会面时间为 10~15 分钟,不宜过长,以不引起患者紧张感和疲劳感为宜。

3. 巡回护士与患者及其家属交谈时,应目光正视患者,举止文雅,与其建立良好的护患关系;尽量避免使用医学术语,要采用通俗易懂的语言使患者了解手术麻醉的相关流程,尽量消除患者的顾虑;态度应亲切和蔼,避免采用强制、教育、生硬的态度。

4. 在访谈的过程中,巡回护士要及时准确地回答患者及其家属的问题,避免谈论引起患者不安或不适的话题,以免其对巡回护士产生不信任感,加重其心理负担,难以配合医疗、护理工作。

(四) NOSES 患者术前访视的具体实施

患者在手术的过程中非常需要一位熟悉、信任、了解其自身情况并能够全程参与手术的护士守护在身旁。这不仅可以缓解其术前紧张、焦虑的情绪,而且能够降低手术、麻醉的风险以及减少术后并发症的发生。巡回护士术前访视的实施如下:

1. 查阅病历,与其他保健人员沟通　巡回护士术前 1 日首先需仔细查看次日手术通知单中需要访视患者的相关信息并记录。到达病房,查阅手术患者病历,与主管医生、病区负责护士沟通,以了解患者的一般情况,包括患者的术前诊断、拟定手术方式、麻醉方式、生命体征、现病史、既往史、家族史、遗传史、治疗史、药敏史、实验室检查结果、有无金属植入物及活动义齿、重要脏器功能状态、有无感染、营养状态、身高体重、生活习惯、女性患者是否处于月经期以及患者对疾病和手术的了解程度、接受手术的态度等。确切掌握患者的病情、相关健康情况及个性化的问题。巡回护士可以通过查阅肠镜检查报告单及肿瘤指标等检查报告,再次确定肿瘤的位置、大小,特别是直肠肿瘤,要事先了解其距离肛门的距离并与主管医生沟通确认拟行 NOSES 的手术方式,做到心中有数,以便提前做好相应准备工作,确保手术的顺利进行。

2. 探访患者及其家属

(1)巡回护士手术前 1 日持手术室术前访视手册到达病区,探访患者及其家属。要选择适合的访视时间,避开患者检查、用餐及休息时间。

(2)巡回护士首先进行自我介绍、问候患者及其家属,说明访视的目的及意义。做到态度温和、举止文雅、轻言细语,使患者感到亲切、舒服,便于之后沟通访谈的顺利进行。

(3)巡回护士询问了解患者的相关病情病程,沟通的过程中观察、评估患者对疾病的认知、对手术及麻醉的接受情况、活动能力、心理状态、精神状况、血管充盈度、体型等情况,详细了解患者的个性化问题。

(4)巡回护士向患者及其家属说明手术前准备的必要性,为手术后减少感染和并发症等做好宣传工作。①确认患者是否进行手术前的饮食及肠道准备;②患有高血压、糖尿病、心脏病及其他基础疾病的患者,确认是否已经过系统的治疗并足以承受手术和麻醉;③吸烟患者确认其是否手术前至少 30 日戒烟;④确认患者近期是否服用抗凝药物如华法林、阿司匹林等,通常术前须停用 2 周左右方可接受手术(具体需根据病情与其主管医生沟通);⑤告知患者术前禁食、禁水的时间;⑥如果患者自身条件及环境温度允许的话,要求其手术前一晚进行沐浴并更换病服;⑦了解患者的皮肤完整性,指导患者清洁脐部,拭去腹部及会阴部周围皮肤上存有的油脂和胶布痕迹;⑧如腹部切口上及周围没有毛发干扰手术,则不需要去除皮肤上的毛发,会阴部的毛发应在手术当日去除,最好使用推刀、电动理发器进行皮肤准备;

⑨指导患者手术当日去除首饰、义齿,勿将现金等贵重物品带入手术室。条件允许的话提前排净大小便,身着病服并将手术所需的物品携带至手术室。

(5) 巡回护士结合术前访视手册,图文并茂地向患者说明从进入手术室开始至离开手术室的基本流程。详细解释患者进入手术室的时间、相关的基础护理操作、麻醉方法、手术体位及可能出现的不适情况(讲解进行气管插管、留置胃管、留置导尿管、引流管操作等对于确保手术的顺利进行及术后恢复起到的重要作用)、拟行手术的方式、步骤、大致所需时间及手术后的移送转运等情况。使患者对手术的相关流程有所了解,减轻其对未知手术、麻醉的恐惧及不安心理,使其能够积极配合手术、麻醉、护理等相关治疗。

(6) 指导患者手术前一晚采用听舒缓音乐、热水泡脚等方法缓解精神压力,鼓励家属多与患者交流些愉快轻松的话题,创造舒适安逸的环境。

(7) 指导患者进行胸、腹式呼吸、咳嗽,卧床排便的方法等;指导其围术期出现特殊情况时的自我护理方法,例如恶心、呕吐时需将头侧向一方,做深呼吸等。

(8) 宣传疾病有关知识、NOSES 相较于传统腔镜手术的优点、介绍手术团队的医疗技术水平及取得的成绩等。还可以介绍同种疾病患者手术的效果,用榜样的力量鼓励患者树立面对手术、战胜疾病的信心。

(9) 询问患者及其家属对于手术、麻醉和护理过程中感到不安和担心的问题,根据具体问题给予正确的解答和护理,尽量消除患者及其家属的不安和顾虑。

在整个访谈的过程中,巡回护士要始终运用良好的沟通技巧与患者及其家属进行沟通,使之感到亲切舒适,取得信任、建立良好的护患关系。及时纠正患者出现的异常心理变化,有助于缓解患者及其家属因疾病、手术所引起的焦虑不安、担心恐惧等不良情绪,增强战胜疾病、面对手术的信心。使患者能够更好地积极配合手术、麻醉及护理的相关操作,也有助于减少其各种手术后的心理并发症,避免因心理准备不充分而影响手术当日相关的医疗、护理操作及术后各种不必要的医疗纠纷。

3. 确定护理诊断、制订护理计划　访视结束,巡回护士根据所收集的患者资料,与护理小组共同讨论并总结出患者的个性化问题,确定围术期护理诊断、确定预期目标、制订护理措施,书写护理计划。NOSES 患者围术期常见的护理诊断及护理计划详见表 2-1。

表 2-1　NOSES 患者常见的护理诊断及护理计划

护理诊断	预期目标	护理措施
1. 有感染的危险　与手术时间长,手术方式有关	围术期不发生感染,降低引起感染的因素	1. 手术室护士严格执行无菌技术操作,手术前 30min 遵医嘱合理应用抗生素。 2. 手术过程中监督手术医生严格执行隔离技术,医生在进行会阴部操作时要更加关注和监督其操作。会阴部操作组所用的一切物品都要分开放置,不得与腹部操作组混淆,及时提示手术医生更换手套,必要时更换手术衣。手术医生腹腔内应采用无菌

续表

护理诊断	预期目标	护理措施
		手术保护套保护肠管断端以及消毒纱布等污染物品,避免污染腹腔。建立隔离区,切除肠管时所采用的器械要及时更换,更换的器械与病理标本须单独放置,避免污染和肿瘤种植。关闭创口前应用碘附盐水和温蒸馏水反复冲洗腹腔及创口,防止交叉感染。 3. 手术室护士提前做好手术前相应准备,手术过程中所需物品准备齐全,尽量缩短手术时间,确保患者的安全。 4. 手术室护士严格监督手术人员的无菌技术操作,严格控制手术参观人员的数量,限制手术间内人员的流动和手术间门开启的次数。及时擦拭溅到地上的污渍和垃圾,确保手术间的洁净度,降低感染的风险。
2. 有周围神经血管功能障碍的危险 与手术采用的体位及患者自身情况有关	围术期不发生周围神经血管功能障碍	1. 巡回护士在安置体位之前,充分做好评估,根据患者的情况、手术的类型及需求选择合适的体位设备及体位用品,在患者的骨隆突部位放置合适的啫喱垫。 2. 正确安置肩托、肩挡板和截石位腿架,在变换体位的过程中,要注意保暖,保护患者的隐私;巡回护士和手术医生、麻醉医生密切配合,正确安置体位确保患者的安全。 3. 在安置体位之后,巡回护士要重新检查和评估患者的姿势、受压的部位、管路的情况、灌注的情况、体位架及体位垫的位置、约束带的固定情况(以能够容纳一指为宜)。确保肩关节和双下肢外展的角度不超过90°。 4. 在手术的过程中,避免手术设备、器械以及手术人员对患者造成的外来压力,对于非手术部位,在不影响手术的情况下,巡回护士要至少间隔2小时左右调整一下受压部位。 5. 手术结束之后复位时,手术人员要首先缓慢放平患者的一侧肢体,同时通知麻醉医生监测血压,待患者血压平稳后再缓慢放平另一侧肢体。要密切观察患者生命体征,并且注意保护患者的安全,防止坠床。
3. 气体交换受损 与患者肺功能差有关	围术期维持理想呼吸交换	1. 手术前巡回护士指导患者家属进行有效的胸部叩拍,由下向上、由外向内,使患者进行有效的咳嗽,促进排痰。 2. 指导患者术前进行呼吸锻炼,用鼻子缓慢深吸气,缩唇像吹口哨样呼气,吸气与呼气的比为1∶2~1∶3,两次呼出的气体量等于每次吸入的气体量。 3. 遵医嘱进行低流量吸氧。 4. 患者进入手术室后,巡回护士立即和麻醉医生沟通患者的情况,给予吸氧,必要时适当给予药物减少痰液的分泌,进行有效吸痰。

续表

护理诊断	预期目标	护理措施
4. 焦虑 与对手术、麻醉的未知及担心手术后效果有关	围术期缓解焦虑、紧张的情绪	1. 手术前,巡回护士向患者及家属介绍手术室的环境及进入手术间后的基本程序,以减轻患者对手术室陌生环境产生的恐惧。 2. 安慰患者,介绍手术团队的精湛技术,树立其威信。告诉患者这次手术采用的麻醉方法是全身麻醉,因此由手术开始到结束,患者都是在睡梦中度过的,不会感到一丝的疼痛和不适。让患者产生安全感,建立战胜疾病、面对手术的信心。 3. 劝慰患者尽量放松心情,临睡前可采用热水泡脚、听舒缓的音乐来改善睡眠。 4. 患者进入手术间后,手术室护士要创造安静、舒适的环境。做好遮盖和保暖。巡回护士始终陪伴在患者的身边,交谈些愉快、轻松的话题,分散其注意力,缓解紧张、焦虑的情绪。

二、术后回访

(一) 术后回访的目的

1. 巡回护士通过术后回访可以掌握患者术后恢复的相关情况并以此对预期目标是否实现进行有效评价。

2. 巡回护士通过术后回访可以对患者及其家属进行手术后的健康宣教,使其掌握手术后的相关知识,更好地完成整体化护理。

3. 巡回护士通过术后回访可以明确针对患者围术期护理措施的实施效果,从而对此进行更好地完善和改进,提高护理质量。

(二) 术后回访的步骤

1. **收集资料** 巡回护士通过查阅病历,与其他保健人员沟通,了解患者手术后恢复的基本情况,掌握患者个性化的问题。

2. **术后宣教** 巡回护士对患者及其家属进行适当的术后健康教育,有利于患者术后更好地恢复和进行疾病的后续治疗。

3. **进行效果评价** 回访结束后,巡回护士根据收集的资料针对围术期护理措施进行效果评价,并记录于围术期访视单上。巡回护士还要对此进行汇报和小组讨论,针对未实现目标进行分析、讨论、确定原因,制订改进措施,有利于更优质地进行围术期护理,确保患者的安全。

(三) 术后回访的注意事项

1. 巡回护士手术后 1~3 日左右对手术患者进行术后回访。

2. 回访时间的选择要适宜,应避开患者诊疗及休息的时间等;通常会面时间为 10~15 分钟,不宜过长,以不引起患者紧张感和疲劳感为宜。

3. 巡回护士与患者及其家属交谈时,应采用适宜的沟通方式针对护理诊断和护理措施收集患者的相关资料。

4. 在回访的过程中,巡回护士要及时准确解答患者及其家属的疑问并做好术后宣教。

(四) NOSES 患者术后回访的具体实施

巡回护士于手术后3日左右到达病房对患者进行术后回访,及时了解患者手术后的愈合情况、皮肤完整性及对手术室护理工作的评价等。

1. 查阅病历,与其他保健人员沟通　巡回护士手术后3日左右到达病房,通过查阅病历,与主管医生、病区负责护士等沟通,了解患者手术后恢复的基本情况。例如是否发热,伤口愈合情况,引流管、导尿管是否拔出,皮肤完整性等,还要掌握患者个性化的问题。

2. 探访患者及其家属

(1) 巡回护士选择适合的访视时间探访患者及其家属。

(2) 巡回护士再次进行自我介绍、问候患者及其家属,说明回访的目的及意义。

(3) 巡回护士询问了解患者术后的相关病情,了解患者皮肤完整性等情况,针对患者的个性化问题进行详细询问并了解恢复情况。

(4) 巡回护士向患者及其家属进行相关的术后宣教,例如手术后相关注意事项、禁食的时间、体位和术后下床活动的时间及复诊的时间等。

(5) 征询患者及家属对手术室工作的评价、意见和建议。

在整个访谈的过程中,巡回护士要体察和理解患者的心情。观察分析患者的情绪变化和心理特点,主动关心体贴患者,从每个具体细节来纾解患者手术后的心理不适感。手术后大多需要一个较长的恢复时间和后续治疗过程,鼓励患者勇敢地去迎接和面对。

3. 进行效果评价　回访结束,巡回护士根据所获得的患者资料,对照各项评价标准,衡量目标实现程度及各项护理措施达成情况,并书写于围术期访视单上(表2-2)。巡回护士还要进行汇报和小组讨论,针对未实现目标进行分析、讨论,对护理计划进行修订调整,并对护理措施加以改进和完善。

表2-2　NOSES 患者的相关效果评价

效果评价
当时根据患者的个性化问题及NOSES的手术方式给他下了4个护理诊断,评价如下:
1. 针对第1个护理诊断:有感染的危险 手术前30min巡回护士遵医嘱应用抗生素头孢唑啉钠1.0g、生理盐水100ml静脉滴注。手术前物品准备齐全,手术过程中严格执行和监督手术人员的隔离技术和无菌技术操作并始终确保手术间内洁净度。患者术后没有发热等症状,没有发生感染,护理目标实现。
2. 针对第2个护理诊断:周围神经血管功能障碍的危险 手术前巡回护士根据患者的情况,选择合适的体位设备和体位用品。在易受压骨隆突部位处放置合适的体位垫。正确安置肩托、肩挡板和截石位腿架,膝下5cm处放置约束带,妥善固定且松紧适宜,以能够容纳1指为宜。确保肩关节和双下肢外展角度不超过90°。安置体位后,巡回护士重新检查确保手术体位的正确摆放。手术过程中,在不影响手术的情况下,手术室护士至少间隔2小时左右调整一下非手术受压部位。手术后患者肢体运动良好,没有周围神经血管功能障碍,护理目标实现。

续表

效果评价

3. 针对第3个护理诊断:气体交换受损

手术前巡回护士指导患者进行有效咳嗽和排痰,患者遵医嘱进行了低流量吸氧。进入手术间后麻醉医生立即给予吸氧和麻醉药物减少患者痰液的分泌,手术后气管插管拔管时麻醉医生及时用药、吸痰,并顺利拔管。指导患者术后根据个人情况,适当进行身体锻炼,例如步行或骑车等。患者没有发生气体交换受损,护理目标实现。

4. 针对第4个护理诊断:焦虑

手术前巡回护士向患者及其家属详细介绍了手术室的环境及进入手术间后的基本程序。安慰患者,介绍了手术医生、麻醉医生的精湛技术,介绍麻醉方法,教给患者术前改善睡眠的方法,尽量缓解患者的紧张情绪。患者进入手术间后,手术室护士为患者创造了安静、舒适的环境并做好了遮盖和保暖。巡回护士始终陪伴在患者的身边,交谈些愉快、轻松的话题,尽量分散其注意力,缓解紧张、焦虑的情绪。患者血压波动不大,始终在和护士交流,心情比较平静。术后探访患者时,其精神状态比较好,对手术结果比较满意,乐观、开朗,紧张、焦虑情绪消失。护理目标实现。

患者(或家属)对手术室工作意见和建议:

患者及家属对手术室的工作评价好,对访视的态度欢迎!

回访者:乔菲

日期:2020年3月5日

第二节　NOSES患者围术期的心理特点与心理护理

尽管与传统腹腔镜手术相比,NOSES避免了腹部取标本的大切口,减少了患者皮肤的创伤,但是由于NOSES本身仍具有侵入性与风险性,接受手术的患者不可避免的会在术前产生焦虑、恐惧等心理反应,而患者的心理状态更会关乎手术能否更好地完成。因此,了解围术期患者的心理特点,采取积极有效的心理护理措施,帮助患者消除和缓解不良心理状态及行为,对达到最佳手术治疗效果具有重要意义。

一、NOSES患者围术期的心理特点与影响因素

(一)术前患者的心理特点及影响因素

1. 术前患者心理特点　主要为紧张、恐惧、焦虑和睡眠障碍。

由于NOSES是一种新型的手术方式,多数患者不了解,心存疑虑,加上对肿瘤疾病的恐惧和对麻醉认知的缺乏,导致患者担心手术效果,害怕术中感知到疼痛甚至死亡等。患者可表现为紧张不安、胸闷、气促、焦躁、出汗、失眠多梦等一系列的心理应激反应。

2. 术前患者心理的影响因素

(1)患者不适应住院环境,对手术、麻醉的过程不了解,担心手术和麻醉的安全性,害怕术中和术后疼痛。

(2)不信任医护人员,担心医护人员态度生硬,自己不被重视和理解。

(3)对家庭负担、人际关系、工作生活以及前途等问题的担忧。

(4)个人因素:如性别,年龄,文化程度,经济状况,人格特征,应对方式等。

(二)术中患者的心理特点及影响因素

患者进入手术间后,由于对陌生环境的紧张、对未知操作的恐惧和对生命安危的担忧,一些患者会表现为双目紧闭,不敢交流;还有患者表现为焦虑地环顾四周,不断地与医护人员交谈和聊天;也有患者因感到无助而哭泣。

(三)手术后患者的心理特点及影响因素

1. 手术后患者心理特点

(1)多数患者在得知手术顺利完成后会产生疾病或痛苦解除后的轻松感,即使有躯体的不适和疼痛,也能积极配合,完成后续的治疗和护理。

(2)有些患者在病情平稳后,可因手术后疼痛、部分生理功能丧失、生活不能自理、不能恢复工作等因素的影响,继发相应的心理问题,主要表现为悲观失望、自我感觉欠佳、睡眠障碍、兴趣丧失、自责等。

2. 手术后患者心理的影响因素

(1)患者的个人因素:如性别、年龄、文化程度、经济状况、人格、社会支持状况等。

(2)对医学知识和自身病情的了解程度等。

二、NOSES 患者围术期的心理护理

(一)NOSES 患者的心理评估

1. 评估患者的一般资料及生理健康水平　巡回护士可通过术前访视,采用临床观察法、访谈法、问卷测评等方法收集患者的一般资料,包括性别、年龄、职业、文化程度、经济情况等;评估患者既往生理健康状况,如有无生活功能丧失,剧烈疼痛,形象受损或其他疾病,并评估以上问题对患者可能造成的心理影响。

2. 评估患者的心理健康水平　术前访视时,巡回护士应评估患者的人格特点,对待疾病的态度和方式;评估患者有无失眠、紧张、恐惧、焦虑、抑郁等心理问题,特别是肿瘤较大或者距离肛门较近有可能进行肠道造瘘的患者,更容易出现以上的负面情绪。

(二)NOSES 患者的心理健康教育

1. 科学地提供手术、疾病相关知识和信息　患者的恐惧、焦虑等心理,主要来源于对疾病相关知识的缺乏,对手术、麻醉的未知及对手术室环境的陌生。术前访视时,巡回护士宜采用具有亲和力的语言,耐心、细致地向患者讲解疾病的相关知识、介绍手术室环境以及手术和麻醉的大致流程,介绍手术团队的精湛技术以及 NOSES 的优点和周围成功的病例,减轻患者因知识缺乏所带来的心理压力。

2. 介绍心理因素与肿瘤发生、发展、预后的关系　巡回护士结合前期评估的患者心理特点等情况,与患者讨论心理因素与肿瘤发生、发展、预后的关系,使患者认识到心理因素在疾病的治疗和康复中起到的重要作用,激发患者战胜疾病的信心。

3. 指导患者调整心理状态的方法　巡回护士指导、鼓励患者认识自己的情绪,表达自

己的情绪,教授其调节心理变化的方法以及应对负面情绪的技巧,如确立新的生活目标,建立新的生活方式等,减轻患者负面情绪,以乐观积极的态度配合手术治疗。

(三) NOSES 患者的心理护理措施

1. 手术前患者的心理护理

(1)提供相关信息:患者入院后,医护人员应提供热情周到的服务并进行健康宣教,帮助患者了解住院的相关信息,尽快熟悉住院环境,同时进行角色的转变,使患者对所患疾病的发生、发展、治疗措施、手术前的检查、手术后的配合、注意事项、康复和预防等有一定的了解,提高患者的心理承受力。

(2)实施心理干预:医护人员应对患者实行个体化的疏导方案,针对不同心理特点的患者开展适时的心理疏导,疏导的方式包括倾听、解释、保证、指导及鼓励等支持性心理治疗技术。疏导内容包括手术的必要性,手术的潜在风险和处理措施,如何正确配合手术治疗等,让患者与医护人员之间建立起良好的信任关系。

对于术前焦虑较为严重的患者,巡回护士可在术前访视时引导并帮助患者学习行为控制技术,可采取以下方式。①放松练习:采用腹式呼吸放松法、肌肉放松法、想象放松法,帮助患者减轻焦虑心理;②示范法:让患者学习手术效果良好的患者克服术前焦虑及恐惧的方法,从而树立信心,以积极的心态应对术前焦虑等不良情绪;③催眠暗示法:医护人员通过采用正性暗示语,增加患者的安全感,降低心理应激的程度;④认知行为疗法:患者术前焦虑反应的程度和方式取决于患者对手术的感受和认知,医护人员可通过帮助其改变认知偏差,来减轻焦虑反应。

(3)发挥社会支持作用:鼓励患者的家人、朋友及时探视,引导他们给予患者安慰和支持。护士可通过行为评估、与患者家属沟通、心理测量等方式,了解患者获得和领悟社会支持的状况,积极向患者家属及朋友提供疾病及手术的信息,鼓励并指导他们在精神、情感、经济等方面给予大力支持,使患者获得温暖和力量,减轻术前焦虑。

(4)保证睡眠充足:必要时可遵医嘱给予抗焦虑、镇静安眠药物。

2. 手术中患者的心理护理

(1)巡回护士在术前访视中应注意和患者建立良好的互信关系,使患者对医护人员的亲切感和信任感进一步增强;患者进入手术室后,巡回护士应热情接待,亲切问候,主动介绍手术室环境、先进的仪器设备以及经验丰富的医护人员,增强患者对手术的信心。

(2)手术室内应保持安静、整洁,床单干净无褶皱,患者转床后注意保护患者隐私及保暖;巡回护士做任何护理操作之前,预先告知患者,可减轻其心理压力。

(3)医护人员谈话应轻柔和谐,不谈论与手术无关的话题,勿惊慌失措,忌大声喊叫,以免对患者产生消极暗示,导致紧张情绪。

(4)巡回护士应随时了解和掌握患者心理状态,在实施全身麻醉之前告知患者,手术期间会一直陪伴在身旁,减轻患者的恐惧感和无助感。

3. 手术后患者的心理护理

(1)反馈手术信息:患者麻醉清醒后,医护人员应主动向患者说明手术顺利完成,已成功切除了病灶,并达到满意效果,使其放心。对于手术过程的不利信息,或病灶未能切除者,应注意告知的时机与方式。

(2) 缓解术后疼痛等不适:患者术后疼痛的强度与手术部位、切口方式和镇静剂应用情况有关,NOSES与传统腹腔镜及开腹手术相比较,腹部除戳卡孔之外无取标本切口,创伤小,疼痛更轻,因此,可给予患者创伤小、恢复快的正性暗示,如果疼痛在可耐受的范围内,鼓励患者采取非药物性措施,如听音乐、聊天、观影等放松方式。

此外,由于NOSES中需要向腹腔内注入二氧化碳气体,可能导致患者术后出现腹胀、腹痛、恶心、呕吐、肩部疼痛等不适,这些也会导致患者术后产生焦虑情绪,还应向患者解释上述症状产生的原因、持续的时间以及如何缓解,以缓解、消除患者的焦虑情绪,从心理上帮助患者度过疼痛期。

(3) 克服负性情绪:观察患者的心理反应,对术后烦躁、抑郁、焦虑、失眠等问题,应采取积极的处理措施,如强化患者的社会心理支持系统,鼓励其亲朋好友勤探视、多疏导,给予患者充分的家庭亲友关怀,帮助患者建立信心,消除顾虑,克服消极情绪。

第三章

NOSES 术前准备

第一节 物品准备与清点

一、手术器械

(一) 基础器械

消毒钳、刀柄、剪刀、镊子、不同型号止血钳、组织钳、卵圆钳、巾钳子、吸引器、肛门拉钩、荷包钳(CRC-NOSES Ⅱ式、Ⅲ式)、胸科止血钳。

(二) 腹腔镜器械

镜头、光导纤维、气腹针、戳卡、各种型号结扎钳(黄、紫、绿)、无损伤钳(包括长杆无损伤钳、长头无损伤钳)、分离钳、挡肺钳、胆囊抓钳、剪刀、无损伤举宫棒、持针器、吸引器、电凝钩、保温杯等。

二、手术用物

电刀、吸引器管、气腹管(由两个吸引器管连接制成)、导线套、保护套(由导线套剪裁制成)、显影纱布(包括小纱布及纱条)、11号刀片、20号刀片、丝线(2-0号及0号)、颅脑手术薄膜、敷贴、盐水、蒸馏水、抗肿瘤药物、腹腔引流管、组织胶水或皮肤缝合器、腔镜下直线切割闭合器、环形切割吻合器、超声刀。

三、手术物品清点

(一) 相关术语

1. 手术清点物品(surgical count items) 包括手术敷料、手术器械、手术特殊物品。

2. 手术敷料(dressing) 指用于吸收液体、保护组织,压迫止血或牵引组织的纺织物品。包括纱布、纱垫、纱条、宫纱、消毒垫、脑棉片、棉签等。

3. 手术器械(instruments) 指用于执行切割、剥离、抓取、牵拉、缝合等特定功能的手术工具或器械。如血管钳、组织剪、牵开器、持针器等。

4. 杂项物品(miscellaneous items) 指无菌区域内所需要清点的各种物品。包括一切有可能遗留在手术切口内的物品,如阻断带、悬吊带、尿管等。

5. 体腔(cavity) 指人体内容纳组织及脏器的腔隙。通常包括颅腔(含鼻腔)、胸腔、腹腔(含盆腔)及关节腔。

(二) 物品清点人员要求和原则

1. 手术物品清点参与人员 当台手术巡回护士、洗手护士、本院手术医生。

2. 手术物品清点时机 每台手术常规需要四次清点。

(1)第一次清点,即手术开始前。

(2)第二次清点,即关闭体腔前。

(3)第三次清点,即关闭体腔后。

(4)第四次清点,即缝合皮肤后。

3. 增加清点次数时机

(1)手术切口涉及两个及以上部位或腔隙,关闭每个部位或腔隙时均应清点,如关闭肠腔、膈肌、子宫、心包、后腹膜等。

(2)术中需交接班时。

(三) 手术物品清点原则

1. 双人逐项清点原则。

2. 同步唱点原则。

3. 逐项即刻记录原则。

4. 原位清点原则。

四、手术清点内容

(一) 手术器械

包括常规器械、加件器械、腔镜器械及所有在台上的器械。清点常规器械数量及完整性,如螺丝数量以及有无松动等;清点腔镜器械的完整性,如组件数量、内部各结构完整性以及有无松动、导线绝缘部位的完整性、镜面有无破损及模糊不清等。

(二) 手术敷料

包括显影纱布、显影纱条(按术中需要准备适宜大小)、棉球。清点纱布、纱条、棉球的数量及完整性,以及纱布铅线的完整性。清点时应将敷料展开,特别注意显影纱条的清点,做好术中添加物品的及时清点及记录。特殊情况时,根据手术需要增加清点的次数。清点缝针、刀片,包括缝针中针体和针眼的完整性,刀片的数量及完整性。

(三) 杂项物品

包括阻断带、结扎钉、注射器及针头、剪下的引流管碎片、保护套等。清点时要注意各杂项物品的数量及完整性。

五、手术清点注意事项

（一）手术前

巡回护士需彻底检查手术间环境，不得遗留上一台手术患者的任何物品，以做到本台患者的归零清点。

（二）关闭体腔前

手术医生应配合洗手护士及巡回护士进行清点，确认清点无误后方可关闭创口，由于NOSES的特殊性，术中用碘附纱布条消毒肠腔后，闭合肠腔时，应增加清点次数，以保证手术正常安全地进行。

（三）手术室应规范各专科器械的台上物品摆放位置，以保持器械台的整洁、有序

术中有器械、纱布、棉球等清点物品掉落手术台下或疑似污染时，洗手护士应及时告知巡回护士，妥善处理，放于固定位置，以防出现意外情况，干扰清点。

（四）填充敷料时

当医生要求切口内需填充治疗性敷料，并欲带离手术室时，洗手护士、巡回护士及本院手术医生需共同确认敷料的名称、数量及大小，并详细记录于病历中。

（五）手术室应配有相关文件

包括手术物品清点制度及相关应急预案，明确规定清点的责任人、方法、要求及相关注意事项等，所有相关人员应按规定执行。若清点有误，不得关闭创口，应逐级上报并采取相应措施。

第二节　腔镜仪器设备

一、概述

NOSES采用经自然腔道取标本，避免了常规腹腔镜手术所需的腹壁辅助切口，进一步减少了手术带来的创伤，下面介绍NOSES所需要的腔镜仪器。

腹腔镜是一种带有微型摄像的医疗器械，在冷光源照明下，运用数字摄像技术使腹腔镜头拍摄到的图像通过光导纤维传导至后级信号处理系统，并且实时显示在监视器上。医生通过监视器对患者各个器官进行观察，对病情做出分析判断，并且运用特殊器械进行手术，从而达到微创的目的。

单极电刀是在一个回路中利用频率>200kHz的高频电流作用于人体所产生的热能和放电对组织进行切割、止血的电外科设备。

超声刀是一个能产生超声能量和机械振动的发生器，通过超声频率发生器作用于金属探头（刀头），以55.5kHz的频率通过刀头进行机械振荡（50~100μm），将电能转变成机械能，继而使组织内液体汽化、蛋白质氢链断裂、细胞崩解、蛋白质凝固、血管闭合，达到切开、凝血的效果。

二、组成

腹腔镜(内镜、摄像头、信号转换器、监视器、录像系统、气腹机、冷光源)、高频电刀(主机、负极板导线、回路负极板)、超声刀(主机、手柄线、超声刀头、脚踏)。

三、安装与连接

(一)腔镜的安装与连接

准备腔镜仪器设备,将监视器、摄像系统、冷光源、录像系统、气腹机、高频电刀等安装至内镜台车上并合理固定,各种电源线连接于插排上(图3-1)。

1. 根据NOSES术式摆放内镜车位置并调节监视器角度。
2. 将各种仪器连接的插排接通电源。
3. 连接二氧化碳气源。
4. 打开气腹机电源开关,自检完成后,设置气腹压力。一般成人:12~14mmHg(<15mmHg);儿童:7~9mmHg;新生儿:6~7mmHg。
5. 洗手护士将无菌一体镜或用无菌保护套套好的摄像头、光导、气腹管、电凝钩导线妥善固定在无菌单上,并将连接端依次递给巡回护士。
6. 正确连接各种仪器导线,确保端口连接无误。
7. 依次打开监视器、摄像系统、冷光源、高频电刀电源开关,根据手术需要调节电刀输出功率和冷光源亮度。
8. 手术结束后首先断开二氧化碳气源,再关闭气腹机电源开关。
9. 将冷光源亮度调到最低,依次关闭冷光源、摄像系统、监视器、高频电刀电源开关。
10. 巡回护士依次拔出摄像头导线、光导、电凝钩导线。
11. 切断电源,整理导线,使用登记,清洁卫生归还原处。

(二)超声刀的安装与连接

准备超声刀主机,脚踏,手柄线妥善放置专用车上(图3-2)。

1. 将超声刀专用车摆放于适当位置,检查设备功能状态。
2. 接电源线及脚踏。
3. 按照生产厂家说明安装超声刀头。
4. 连接手柄线与主机,开机自检,并调节默认功率。
5. 根据屏幕提示进行刀头自检,激发手控或脚踏(MAX或MIN档皆可)2秒运行检测,测试期间打开钳口。
6. 使用完毕后,按照生产厂家说明卸除超声刀刀头。
7. 关闭电源开关,拔出手柄线接口,拔出电源。
8. 清洁整理超声刀设备并做好使用登记,超声刀头一次性使用后毁形并登记。

第三章　NOSES 术前准备

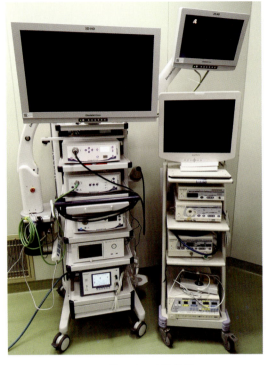

图 3-1　腔镜仪器　　　　图 3-2　超声刀机器

（三）电刀的安装与连接

准备高频电刀主机、负极板导线、回路负极板。

1. 检查高频电刀、电源导线、负极板导线有无破损，正确连接电源和负极板导线。
2. 按照生产厂家的使用说明开机自检。
3. 选择合适的回路负极板并检查电胶的粘附力，连接回路负极板并选择患者合适的部位粘贴。
4. 根据手术调节输出功率，将高频电刀笔与主机相连。
5. 术中及时清除刀头的焦痂；发现刀头功能不良应及时更换。
6. 手术结束，将电刀主机调至待机或输出功率调至最低后，关闭主机电源，再拔出单极电刀连线，揭除回路负极板，拔掉电源线。
7. 术毕，电刀头毁形、登记使用情况、清洁整理电刀主机及负极板导线备用。

四、维护及注意事项

（一）内镜维护及注意事项

1. 保存于内镜专用容器内。
2. 轻拿轻放，避免镜体磕碰、坠地。
3. 保护镜头，避免划伤物镜目镜。
4. 定期检查清理冷光源接口，保证透光性。

5. 术中使用时,不可与金属物品碰触。

6. 为防止镜头起雾,可放置接近人体温度的温水内加热。

(二) 摄像头维护及注意事项

1. 导线应环形保存(直径 >15cm)避免折成角。

2. 光学镜头安装保护盖。

3. 光电耦合器与导线连接部避免过度弯曲。

4. 光学镜头清理应用专用试剂或无水酒精。

5. 取放时应抓持光电耦合器部位。

6. 摄像头接口触点保持清洁。

(三) 信号转换器维护及注意事项

1. 摄像头插拔时应该关闭主机电源。

2. 输出口要与监视器后的面板输入接头口及监视器前面板控制按钮保持一致。

3. 调节白平衡时应注意打开冷光源。

(四) 监视器维护及注意事项

1. 妥善固定,并在移动时加以保护,避免坠地。

2. 保持液晶屏幕整洁干燥,应用柔软的干布擦拭,防止划伤屏幕。

(五) 冷光源维护及注意事项

1. 尽量减少开关机次数,保护氙灯寿命。

2. 主机保持通风,干燥,避免液体进入。

3. 不用时将亮度调至最低,延长氙灯使用寿命,避免伤害眼睛。

(六) 超声刀维护和注意事项

1. 超声刀主机摆放应与高频电刀保持 1m 以上的距离,避免相互干扰。

2. 超声刀导线避免打折、打结,使用前应充分检查。

3. 超声刀头应轻拿轻放、避免重压,不要碰撞硬物或落地。

4. 术中使用时避免与金属器械碰触,防止损害刀头。

5. 不建议夹持过多组织,确保工作效果和使用时间。

6. 避免在血液中使用,工作时禁止扭转刀头,避免刀头故障和损伤。

7. 术中刀头有结痂时,应放置生理盐水盆震荡或者用纱布轻轻擦拭。

8. 手柄线用湿布擦拭干净,不宜用水冲洗,并顺其弧度保持 15~20cm 直径线圈盘绕存放。

9. 血液、体液隔离或特殊感染患者,应用含氯消毒液或酸化水擦拭消毒或按特殊感染患者术后处理方式处理。

10. 清洗时避免撞击或用力抛掷。手柄线须根据生产厂家说明选择适宜的灭菌方法或使用一次性无菌保护套以达到无菌要求。

11. 超声刀头一次性使用,用后毁形并做好登记。

(七) 高频电刀维护和注意事项

1. 高频电刀一定要在安全环境下使用,避免在易燃易爆环境下使用。

2. 高频电刀应与超声刀主机摆放保持 1m 以上的距离,避免相互干扰。

3. 电刀连线固定时不能与其他导线盘绕,防止发生耦合效应;耦合效应(coupling effect)是指两个或两个以上的电路原件或电网络的输入与输出之间存在紧密配合与相互影响,并通过相互作用从一侧向另一侧传输能量的现象。在电外科应用中表现为工作电缆(电刀笔或电钩)向相邻近(靠近)的电缆或金属器械传输能量的现象。

4. 电刀笔不用时将其置于绝缘的保护套内,避免设备漏电或短路,防止电灼伤。

5. 根据手术需要选择合适的输出功率,功率选择时,以满足手术效果为宜,应从小到大逐渐调试。

6. 安装心脏起搏器或有金属植入物的患者,禁用或慎用高频电刀。

7. 选择合适的回路负极板,选择易于观察、肌肉血管丰富、皮肤清洁、干燥的区域粘贴,负极板不得随意裁剪。

8. 仪器应定期检测及保养。

第三节 体位准备

任何成功的手术都离不开一个显露清晰的手术术野,正确的手术体位不仅可以充分显露良好的手术术野,方便手术医生操作,缩短手术时间,还可以使患者避免肢体、神经、血管等意外损伤的发生。因此,正确、合理地安置手术体位是确保手术成功的关键环节之一。手术体位安置须遵照《手术室护理实践指南》的体位安置原则,在减少对患者生理功能影响的前提下,充分显露手术术野,同时注意保暖及保护患者的隐私。

一、NOSES 体位摆放常见问题

(一) 人体易受压部位

NOSES 通常安置的手术体位是功能截石位。人体在采用这种手术体位时的易受压部位(骨隆突部位)多位于患者的枕部、肩胛部、肘部、胸椎、骶尾部、腘窝部及小腿等部位。

(二) NOSES 体位对人体的影响

1. 手术体位对麻醉的影响　任何手术都离不开麻醉,NOSES 采用的麻醉方法是全身麻醉,它是指患者从呼吸道吸入或静脉注射麻醉药物后,出现可逆性意识丧失、痛觉消失的状态。患者在全身麻醉状态下会出现意识消失、痛觉消失、反射抑制、骨骼肌松弛、遗忘等症状。由于全身麻醉可使骨骼肌张力降低或完全麻痹、使血管平滑肌舒张、抑制心肌收缩力以及各种生理反射功能,它不仅可以加重因体位改变引起的循环变化而且还会严重地影响机体的代偿调节功能。手术体位安置不当就会加重麻醉对患者呼吸、循环的抑制,还可造成神经的损伤。

2. 手术体位对血流动力学的影响　这种影响是与麻醉因素息息相关的。手术患者处于麻醉状态时,循环系统自身调节能力明显下降,此时手术体位的变换可使静脉血液重新分布。因此当患者变换手术体位时也会产生各种比较明显的生理功能变化。

3. 手术体位对呼吸系统的影响　手术体位对呼吸系统的影响主要来自重力和机械性障碍两个方面。重力的改变可以使人体组织器官移位，体液再分布，引起胸腔、肺容量的改变。而机械性障碍，主要是指外界的干扰及外来的压力影响气体交换，例如来自外界的直接压迫或者胸腹部的巨大肿瘤随着手术体位的改变而产生的压力作用都会对呼吸系统造成不同程度的影响。

4. 手术体位对脑组织血供的影响　手术体位对脑组织血供的影响主要来源于平均动脉压和脑血管阻力的变换。正常脑组织血流量的维持主要依靠平均动脉压和脑血管阻力这两项因素。脑血管阻力在直立位时最小，在水平仰卧位时有所增高，头低位时则显著增高，不利于脑血流灌注。任何手术体位都会不同程度地使颅内压增高，尤其是头低位超过30°同时向左或向右倾斜及仰头屈曲时颅内压增高会更加明显。

5. 手术体位对外周神经系统的影响　手术期间，牵拉、压迫、缺血、机体代谢功能紊乱以及外科手术损伤是外周神经损伤的五个主要因素。其中与手术体位相关导致外周神经损伤的因素多为神经的牵拉和压迫，包括来自外界的直接压迫、非生理性体位导致的神经过度牵拉和神经走行部位狭窄等。当压力或压迫时间达到一定阈值时有可能导致神经损伤并伴有临床症状。

（三）NOSES 体位常见并发症

1. 压力性损伤　根据手术室护士协会（AORN）曾经的调查结果显示，压力性损伤占手术室安全隐患的第四位。由此可见，压力性损伤是手术过程中体位安置最常见的并发症之一。2016 年的 4 月 13 日美国国家压疮咨询委员会（NPUAP）对压疮的定义及分期进行了重新界定。将"压疮"这一名词术语由"压力性溃疡"再次更名为"压力性损伤"。另外还更新了它的分期系统并且将原来的罗马数字更改为阿拉伯数字。去掉了"可疑深部组织损伤"中的"可疑"，将其更改为"深部组织损伤"。同时将"医疗设备相关压力损伤"和"黏膜压力性损伤"纳入压力性损伤的范畴，它们描述了损伤的原因。

(1) 压力性损伤的相关名词术语：①压力性损伤是指位于骨隆突处、医疗或其他器械下的皮肤和/或软组织的局部损伤；②医疗设备相关压力损伤是指由于使用用于诊断或治疗的医疗器械而导致的压力性损伤，损伤部位的形状通常和医疗器械形状一致，在手术室诊疗护理过程中如使用氧气面罩、胃管、留置针及输液管路等时，医务人员固定不当、过紧，则极易在患者皮肤上造成医疗设备相关压力损伤，这一类损伤可以根据压力性损伤分期系统进行分期；③黏膜压力性损伤是指由于使用医疗器械导致相应部位黏膜发生的压力性损伤，例如胃管和鼻胃管的长期留置，会对患者的胃肠道黏膜造成黏膜压力性损伤，而这种损伤的局部组织解剖特点致使无法对其进行分期。

(2) 压力性损伤的最新分期：① 1 期压力性损伤表现为指压不变白的红斑，局部组织表皮完整；② 2 期压力性损伤表现为部分皮层缺失伴真皮层暴露；③ 3 期压力性损伤表现为全层皮肤缺失；④ 4 期压力性损伤表现为全层皮肤和组织的损失；⑤不明确分期的压力性损伤表现为全层皮肤和组织缺损，损伤程度被掩盖；⑥深部组织压力性损伤表现为持续的指压不变白，颜色为深红色、栗色或紫色。

(3)压力性损伤的因素:①必要条件是指移动和活动受限可视为压力性损伤发生的必要条件。②影响因素包括组织灌注及氧合;较差的营养状态;皮肤潮湿度增加。③潜在影响因素包括体温升高;年龄增长;感官认知;血液学指标;总体健康情况。

(4)术中的压力性损伤:是指患者在手术后几小时至6天内发生的压力性损伤,其中以手术后1~3天最多见。术中压力性损伤因其特异性和普遍性近年来逐渐受到关注。①典型表现有肌肉和皮下组织损伤,随后累及真皮和表皮层,好发于骨隆突处,术后1~6天才有明显表现。②影响因素包括麻醉;患者低血压;手术时间长;皮肤潮湿;体温变化;体位设备及用品。③评估依据包括受压部位的红斑;疼痛的程度;皮肤的温度;皮肤的硬度;皮肤的颜色。④产生原因中手术体位安置不当是引起术中压力性损伤的主要原因之一,由于麻醉药物作用和肌肉松弛造成人体动脉血压低于外界压力(体重),以致组织缺血坏死,血液循环受到严重干扰,当一个高于正常毛细血管内压(32mmHg)的力长时间地施加到身体的某一部位上时,可能会影响这一区域的血流量,并造成严重的组织损伤。

2. 呼吸障碍或窒息

(1)一些NOSES术中需要调节手术体位至头低位,当患者头部过低时,重力作用会使腹腔脏器压迫膈肌使其下移受阻,可引起限制性通气障碍和肺不张导致呼吸困难。

(2)当安置手术体位时,若患者头部摆放不当而使头颈部前屈过深,容易导致上呼吸道抑制。

(3)安置手术体位时,如有外界的压力压迫患者的颈部、胸部和腹部,也会导致上呼吸道抑制。

3. 急性循环功能障碍

(1)当患者上肢过度外展时,锁骨下和腋窝的血管受到牵拉、受压,会导致静脉回流受阻从而引起肢体肿胀。

(2)安置截石位时,患者双下肢抬高会使回心血量增加,如心肺功能低下就会引起急性肺水肿。当手术结束时,双下肢恢复体位会使有效循环血量减少而引起低血压,临床上称为截石位体位改变性低血压。当双下肢快速放平时会导致有效循环血量骤然减少,此时心肺功能低下的患者就会产生顽固性低血压。

(3)固定下肢时,如膝部约束带固定过紧,会使下肢静脉血液回流受阻而造成下肢静脉血栓形成;截石位腿架固定不当,导致患者腘窝处受压会损伤腘窝处的神经和血管,当腘动脉受到压迫时,老年患者可能会因动脉栓塞而引起小腿坏死。

(4)安置体位过程中如过度外旋外展肢体,会造成动脉血液循环障碍。当动脉受压,进而血供进行性减少就会引起骨筋膜室综合征。临床上多见于前臂掌侧和小腿。

(5)长时间处于头部过低体位,会导致患者面部、颈部以及眼部充血水肿,甚至出现脑水肿。

4. 周围神经损伤 全身麻醉后患者运动感觉丧失,保护性反射也随即消失,在肌肉松弛下对神经的过度压迫或牵拉,是造成神经损伤的两个主要因素,其中浅表部位的周围神经更容易损伤。因安置NOSES体位(功能截石位)而易受损的周围神经主要包括臂丛神经、尺神经、桡神经、腓总神经等。

(1) 臂丛神经:分支主要分布于上肢,有些小分支分布到胸上肢肌、肌皮神经、背部浅层肌和颈深肌。臂丛神经主要支配上肢和肩背、胸部的感觉和运动,主要由腋神经、肌皮神经、正中神经、桡神经和尺神经五大分支组成。它全长都有易损点,任何牵拉或压迫都会造成它的损伤。臂丛神经损伤会引起上肢运动及感觉功能的部分或完全丧失。①患者头部的位置决定了颈椎的排列从而影响臂丛神经的负荷,当头部处于旋转、侧屈和后屈时就会引起臂丛神经的损伤;②患者肩关节轻度外展时,臂丛神经会随之形成向上幅度较小的曲线,当肩关节过度外展时,臂丛神经的牵拉负荷也会增大,过度牵拉会引起损伤;③当臂丛神经的分支桡神经、尺神经和正中神经受到过度牵拉负荷时,也会导致臂丛神经的过度牵拉造成损伤;④如手术体位需要安置肩托,当肩托位置距离患者头颈部过近时,可引起臂丛神经的受压损伤,当肩托位置过于靠近患者肩部外侧时,会使肩胛下移而引起臂丛神经的牵拉损伤。

(2) 尺神经:位于肘后部,位置较为表浅。在前臂的走行为自主干经屈肌支持带浅面,伴行于尺动脉尺侧入手掌,在豌豆骨外下方分为浅、深两支。尺神经损伤严重可导致爪形手。①当患者肩关节内旋时,会使内上髁压迫尺神经造成损伤;②患者非外展上肢如固定过紧,可因自身重量压迫或上肢放置角度改变而使尺神经过度牵拉引起损伤。

(3) 桡神经:自臂丛神经发出位于腋动脉的后方,与肱深动脉一同行向外下,先经肱三头肌长头与内侧头之间,然后沿桡神经沟绕肱骨中段背侧旋向外下,在肱骨外上髁上方穿外侧肌间隔,至肱肌与肱桡肌之间,分为浅深二终支。桡神经损伤的典型症状为腕下垂也称垂腕症。①当患者腕部被约束固定而肘部屈曲时,会引起桡神经的受压损伤;②如非外展上肢固定过松或者患者比较肥胖,上肢无法固定于身体一侧时,桡神经可在手术床边缘与肱骨内侧面之间被挤压损伤;③手术医生手术过程中紧靠患者非外展上肢,时间过长也可致使桡神经受压损伤。

(4) 腓总神经:走行于腓骨小头表面,绕行腓骨颈处位置表浅且与骨膜紧贴,其覆盖的软组织表浅。腓总神经损伤严重可导致感觉障碍,足下垂。①安置手术体位时,截石位腿架上放置小腿位置不当致使腘窝牵拉受压或患者膝关节没有处于中立位置导致腓骨小头受压而引起腓总神经的受压损伤;②患者髋关节外旋或膝关节过度伸展会导致腓总神经的牵拉,时间过长也可致使其损伤;③当膝部受到外界的压迫时,腓总神经可因来自膝外侧的压力而引起受压损伤。

5. 颈椎损伤 患者在全身麻醉状态下颈部肌肉张力丧失,变换体位的过程中致使患者颈部过度牵拉或医务人员仅托住患者肩背部而头部固定不当甚至没有固定头部任其下垂或摆动等操作,均有可能导致患者发生颈椎脱位、椎间盘或脊髓损伤。

二、NOSES 体位安置

(一) NOSES 体位摆放标准

1. 体位舒适

(1) 手术体位的安置应在满足手术需求的条件下,达到手术患者安全舒适的目的。

(2) 安置体位前对患者和手术方式进行充分的评估,选择合适的体位设备和体位用品。

(3) 手术床铺单要平整无皱褶,柔软干燥,在患者的易受压骨隆突部位放置合适体位垫。要注意分散压力,防止局部长时间受压,保护患者皮肤完整性。

2. 保持功能 手术体位安置要时刻保持患者呼吸的通畅和循环的稳定,保持机体的功能。

3. 固定牢固 安置手术体位时,在保证患者体位舒适、功能安全的前提下,正确约束患者。约束带松紧度适宜(以能容纳一指为宜),维持体位稳定,防止患者术中的移位和坠床。

4. 显露充分 正确地安置手术体位、充分暴露术野,使术者视野清晰、方便手术操作。

5. 体位安全 安置手术体位时要时刻保持人体的正常生理弯曲及生理轴线,维持各肢体、关节的生理功能体位,防止过度牵拉、扭曲及血管神经的损伤。

6. 操作熟练 手术室护士应熟练掌握手术体位安置的操作规程及操作技能,能够指导、协助手术医生正确安置体位,确保患者安全。

7. 部位查对 患者须有手术部位标识。安置手术体位前、后都要与手术医生、麻醉医生共同查对手术部位,手术前与手术医生再次核查手术部位。

8. 物品管理 手术结束恢复体位后应回收体位设备及用品,及时进行清洗、消毒、定期保养,配套放置,避免引起交叉感染。

(二) NOSES 体位摆放方法

NOSES 多采用功能截石位。截石位是指患者仰卧,双腿放置于腿架上,臀部移至床边,最大限度地暴露会阴部,多用于肛肠手术和妇科手术。

1. 功能截石位方法一 根据术式可调整头低足高位(图 3-3)。

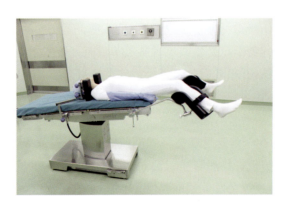

图 3-3 方法一

(1) 适用手术:CRC-NOSES Ⅰ式 A 法、B 法、C 法、D 法、Ⅱ式、Ⅲ式、Ⅳ式、Ⅴ式、Ⅵ式、Ⅶ式。

(2) 摆放用物:肩托、截石位腿架、约束带、保暖肩垫、保暖腿套(图 3-4、图 3-5)。

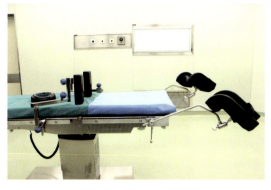

图 3-4　方法一用物准备

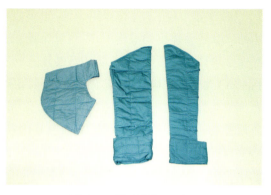

图 3-5　保暖肩垫、腿套

（3）摆放方法：①患者取仰卧位，头部置头枕，保持头部与颈椎处于水平中立位置（图 3-6）；②下移患者，使其臀部与手术床背板平齐；③在患者近髋关节平面放置截石位腿架，将双下肢置于截石位腿架上，约束带妥善固定，松紧适宜（以能够容纳 1 指为宜），放下或卸去手术床腿板，双下肢外展角度 <90°，根据手术需要左侧大腿前屈角度约 30°，右侧前屈角度约 <15°，有利于手术者操作；④患者双上肢自然放置于身体两侧，掌心朝向身体侧，肘部微屈保持功能位，用布单妥善固定，松紧适宜（图 3-7）；⑤在患者两侧肩部的中点处放置肩托，距离颈侧以能够容纳一指为宜（图 3-8）。

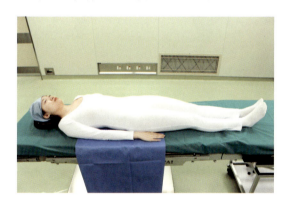

图 3-6　患者取仰卧位

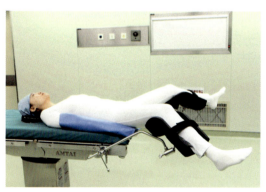

图 3-7　下移患者，妥善固定

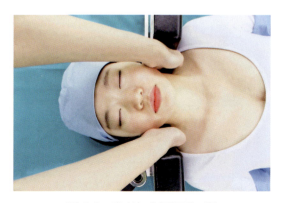

图 3-8　患者与肩托间距一指

(4) 注意事项：①保持床单干燥、平整。根据手术和患者的情况选择合适的体位设备及用品。②变换体位的过程中，要注意保暖、约束，保护患者的隐私，注意团队协作、密切配合，确保手术体位的正确安置，防止意外伤害的发生。③避免副损伤的发生：a. 防止臂丛神经损伤：头部处于水平中立位，防止过度扭曲，正确安置肩托，松紧适宜；b. 防止腓总神经损伤：截石位腿架托住小腿肌肉组织丰富部位，并保持膝关节的中立位置（图3-9）；c. 防止下肢静脉血栓形成：下肢用约束带妥善固定，松紧适宜，必要时进行术中定时按摩；d. 双下肢外展角度<90°，防止损伤会阴部及大腿内收肌群（图3-10）；e. 根据手术需要缓慢调整手术床角度，头低位角度约15°~30°，防止影响血压和呼吸。④安置体位之后，要重新检查和评估患者身体的姿势，受压部位，管路情况，组织灌注情况，体位架、体位垫的位置及约束带的固定情况，注意非手术部位的保暖。⑤手术中，防止手术设备、器械及手术人员对患者造成的外来压力，非手术部位至少每隔2小时调整受压部位。⑥手术结束复位时，应先缓慢放平一侧肢体，待血压平稳后再缓慢放平另一侧肢体，防止因回心血量骤减引起的低血压（图3-11）。

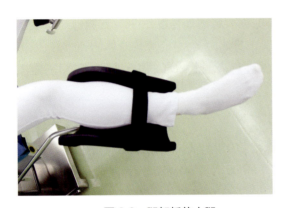

图3-9 腿架托住小腿

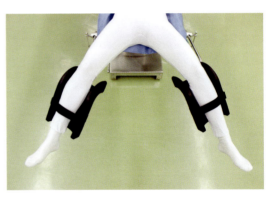

图3-10 双下肢外展角度<90°

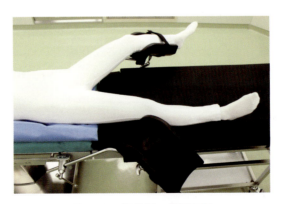

图3-11 复位逐一放平下肢

2. 功能截石位方法二 根据术式可调整头低足高右侧倾斜位（图3-12）。

(1) 适用手术：CRC-NOSES Ⅰ式E法。

(2) 用物准备：肩托、肩挡板、截石位腿架、约束带、保暖肩垫、保暖腿套（图3-13）。

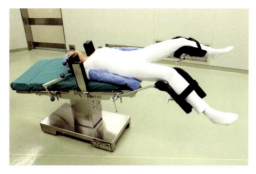
图3-12 方法二

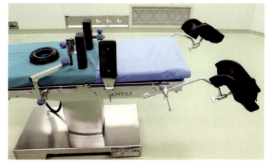
图3-13 方法二用物准备

(3)摆放方法：①方法同功能截石位方法一的步骤①~④；②在患者两侧肩部的中点处放置肩托，距离颈侧以能够容纳一指为宜，右侧肩部肌肉组织丰厚部位安置肩挡板，距肩部以能够容纳一指为宜（图3-14）。

(4)注意事项：①防止臂丛神经损伤，正确安置肩托及肩挡板，位置适宜（图3-15）；②根据手术需要缓慢调整手术床角度，头低位角度约15°~30°，右侧倾斜角度约15°~20°，不可过大，防止影响血压和呼吸。

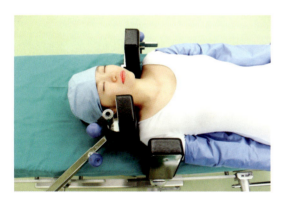
图3-14 放置肩托及肩挡板

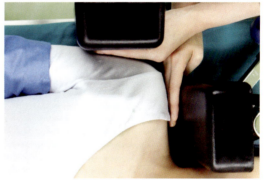
图3-15 患者与肩托、肩挡板间距一指

3. 功能截石位方法三　根据术式可调整头高足低左侧倾斜位或头低足高位（图3-16）。

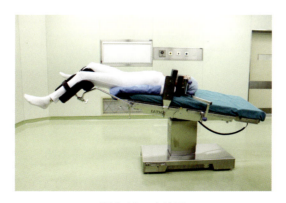
图3-16 方法三

(1) 适用手术：CRC-NOSES Ⅷ式。

(2) 用物准备：肩托、肩挡板、截石位腿架、约束带、保暖肩垫、保暖腿套(图 3-17)。

(3) 摆放方法：①摆放方法同功能截石位方法一的步骤①~②；②在患者近髋关节平面放置截石位腿架，将双下肢置于截石位腿架上，约束带妥善固定，松紧适宜(以能够容纳一指为宜)。放下或卸去手术床腿板，双下肢外展角度<90°。根据手术需要，双侧大腿前屈角度约<15°，有利于手术者操作；③摆放方法同功能截石位方法一的步骤④；④在患者两侧肩部的中点处放置肩托，距离颈侧以能够容纳一指为宜，左侧肩部肌肉组织丰厚部位安置肩挡板，距肩部以能够容纳一指为宜(图 3-18)。

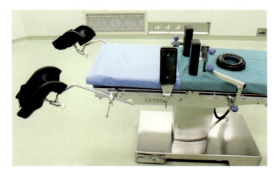

图 3-17　方法三用物准备

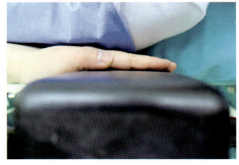

图 3-18　患者与肩挡板间距一指

(4) 注意事项：①根据手术需要缓慢调整手术床角度，头高位角度<30°，左侧倾斜约 15°~20°，不可过大，防止影响血压和呼吸；②如根据手术需要调整至头低足高位，头低位角度约 15°~30°，防止影响血压和呼吸。

4. 功能截石位方法四　根据术式可调整头高足低左侧倾斜位或头高足低右侧倾斜位(图 3-19)。

(1) 适用手术：CRC-NOSES Ⅸ式、Ⅹ式。

(2) 用物准备：肩挡板、截石位腿架、约束带、保暖肩垫、保暖腿套(图 3-20)。

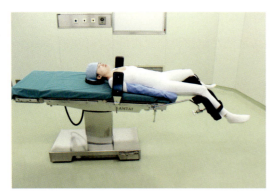

图 3-19　方法四

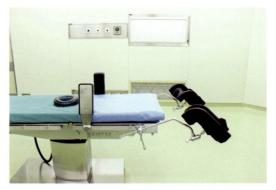

图 3-20　方法四用物准备

(3) 摆放方法：①摆放方法同功能截石位方法三的步骤①~③；②在患者左、右两侧肩部肌肉组织丰厚部位各安置肩挡板，距肩部以能够容纳一指为宜。

（4）注意事项：①摆放位置头高位角度<30°；②根据手术需要缓慢调整手术床角度，左侧倾斜或右侧倾斜角度约15°~20°，不可过大，防止影响血压和呼吸。

第四节　消毒与铺置无菌单

一、手术消毒

消毒范围自乳头至耻骨联合平面，两侧到腋后线（图3-21），肛门周围及臀、大腿上1/3内侧（图3-22）。

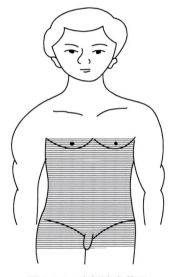

图3-21　腹部消毒范围

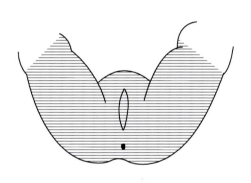

图3-22　会阴部消毒范围

二、铺置无菌单

（一）臀下

叠至四层，铺置于患者臀下（图3-23）。

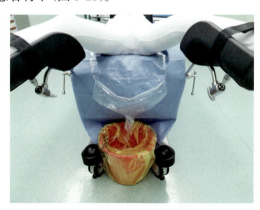

图3-23　铺置臀下四层中单

(二) 腹部

1. 小单（不完全展开） 铺置于患者会阴部（图 3-24）。
2. 小单（3 块） 铺置于手术切口周围（图 3-25）。

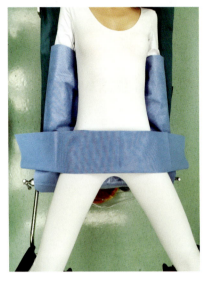

图 3-24　铺置会阴上四层小单

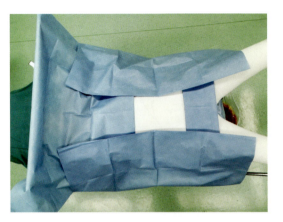

图 3-25　铺置小单

3. 腿套（2 块） 包裹患者双侧足部、腿部至会阴部（图 3-26）。
4. 中单（2 块） 铺置于患者双侧腿部（腿套上方）。
5. 中单　叠至双层，铺置于患者头侧（图 3-27）。
6. 孔巾　尾侧中间剪开至会阴部，分别铺置于患者双侧腿部（图 3-28）。

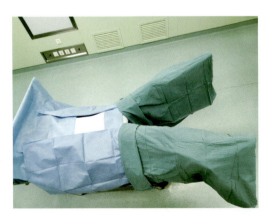

图 3-26　铺置腿套

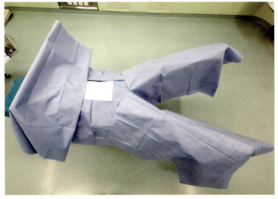

图 3-27　铺置头上双层中单

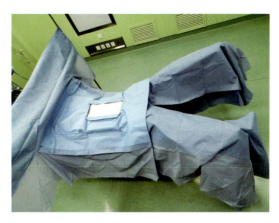

图 3-28　铺置孔巾

第五节　戳卡位置、洗手护士站位与腹腔镜位置

一、戳卡位置

（一）适用术式

CRC-NOSES Ⅰ式 A 法、B 法，外翻法、C 法、Park 法、D 法、ISR 法（图 3-29）

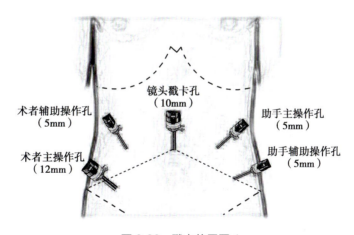

图 3-29　戳卡位置图 1

1. 腹腔镜镜头戳卡孔（10mm 戳卡）　脐窗内。
2. 术者主操作孔（12mm 戳卡）　右侧髂前上棘与脐连线中外 1/3 偏下。
3. 术者辅助操作孔（5mm 戳卡）　脐右侧 10cm 左右。
4. 助手主操作孔（5mm 戳卡）　脐水平左上方，靠内侧腹直肌外缘。
5. 助手辅助操作孔（5mm 戳卡）　脐与左侧髂前上棘连线中外 1/3。

（二）适用术式

CRC-NOSES Ⅰ式 E 法、Bacon 法、CRC-NOSES Ⅱ式、CRC-NOSES Ⅲ式（图 3-30）

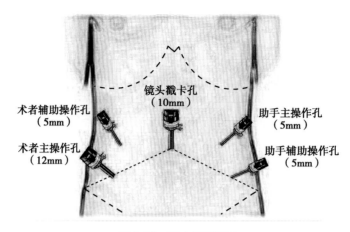

图 3-30　戳卡位置图 2

1. 腹腔镜镜头戳卡孔(10mm 戳卡)　脐窗中。
2. 术者主操作孔(12mm 戳卡)　脐与右侧髂前上棘连线中外 1/3 为宜。
3. 术者辅助操作孔(5mm 戳卡)　平行脐右侧 10cm 左右。
4. 助手主操作孔(5mm 戳卡)　脐水平左腹直肌外缘。
5. 助手辅助操作孔(5mm 戳卡)　左侧髂前上棘与脐连线中外 1/3 处。

(三) 适用术式

CRC-NOSES Ⅳ式、CRC-NOSES Ⅴ式(图 3-31)

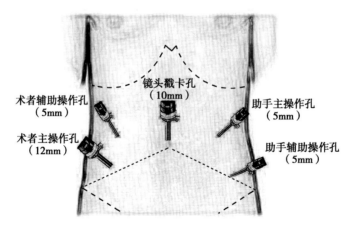

图 3-31　戳卡位置图 3

1. 腹腔镜镜头戳卡孔(10mm 戳卡)　脐上 3~5cm 处。
2. 术者主操作孔(12mm 戳卡)　右侧髂前上棘与脐连线中外 1/3 点偏上。
3. 术者辅助操作孔(5mm 戳卡)　右腹直肌旁,平脐处。
4. 助手主操作孔(5mm 戳卡)　左腹直肌旁,平脐处。
5. 助手辅助操作孔(5mm 戳卡)　脐与左侧髂前上棘连线中外 1/3 偏外。

（四）适用术式

CRC-NOSES Ⅵ式、CRC-NOSES Ⅶ式（图3-32）

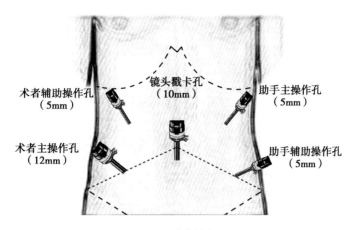

图3-32　戳卡位置图4

1. 腹腔镜镜头戳卡孔（10mm戳卡）　脐下2~3cm处。
2. 术者主操作孔（12mm戳卡）　右侧髂前上棘与脐连线中1/3处。
3. 术者辅助操作孔（5mm戳卡）　脐上方10cm水平与右腹直肌外缘交叉处的横结肠投影区。
4. 助手主操作孔（5mm戳卡）　脐水平上方10cm与左锁骨中线交叉处。
5. 助手辅助操作孔（5mm戳卡）　脐与左侧髂前上棘连线中外1/3处。

（五）适用术式

CRC-NOSES Ⅷ式（图3-33）

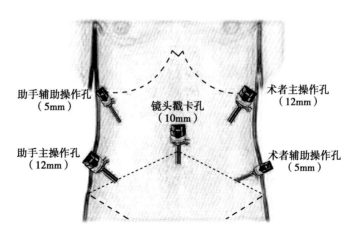

图3-33　戳卡位置图5

1. 腹腔镜镜头戳卡孔（10mm戳卡）　脐至脐下方5cm的范围内均可。
2. 术者主操作孔（12mm戳卡）　左上腹中部，腹直肌外侧缘。
3. 术者辅助操作孔（5mm戳卡）　左下腹，与腹腔镜镜头戳卡孔不在同一水平线。

4. 助手主操作孔（12mm 戳卡） 右下腹,尽量靠外侧脐与髂前上棘连线中外1/3 处。

5. 助手辅助操作孔（5mm 戳卡） 右上腹,右锁骨中线与横结肠投影区交叉处。

（六）适用术式

CRC-NOSES Ⅸ式、CRC-NOSES Ⅹ式（图 3-34）

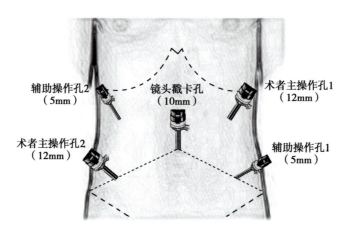

图 3-34　戳卡位置图 6

1. 腹腔镜镜头戳卡孔（10mm 戳卡） 脐内,要考虑到右半结肠、左半结肠和直肠的操作视野。

2. 术者主操作孔 1（12mm 戳卡） 左上腹,用于右半结肠的游离。

3. 术者主操作孔 2（12mm 戳卡） 脐与右侧髂前上棘连线中外 1/3 处,用于左半结肠和直肠的游离。

4. 辅助操作孔 1（5mm 戳卡） 脐与左侧髂前上棘连线中外 1/3 处。

5. 辅助操作孔 2（5mm 戳卡） 横结肠投影线与右锁骨中线交点为宜。

二、洗手护士站位

（一）适用术式

CRC-NOSES Ⅰ式 A 法、B 法、外翻法、C 法、Park 法、D 法、ISR 法、E 法、Bacon 法,CRC-NOSES Ⅱ式、Ⅲ式、Ⅳ式、Ⅴ式、Ⅵ式、Ⅶ式（图 3-35）

洗手护士与术者站于同侧,位于患者右侧靠近腿侧。

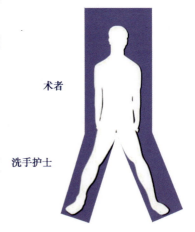

图 3-35　洗手护士站位图 1

（二）适用术式

CRC-NOSES Ⅷ式、Ⅸ式、Ⅹ式（图 3-36、图 3-37）

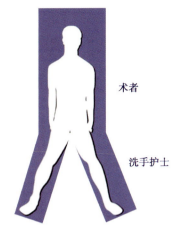
图3-36 洗手护士站位图2

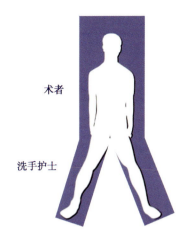
图3-37 洗手护士站位图3

1. 右半结肠切除　洗手护士与术者站于同侧,位于患者左侧靠近腿侧。

2. 左半结肠、直肠切除及标本取出　洗手护士与术者站于同侧,位于患者右侧靠近腿侧。

三、腹腔镜位置

(一)适用术式

CRC-NOSES Ⅰ式A法、B法、外翻法,CRC-NOSES Ⅱ式、Ⅲ式、Ⅳ式、Ⅴ式(图3-38)

腹腔镜屏幕置于患者截石位左足偏内侧,屏幕与左腿截石位架呈90°~120°,调整屏幕方向保证与术者视角接近平行,与助手视角不过大,避免其过度扭头,或可多角度放置分屏。

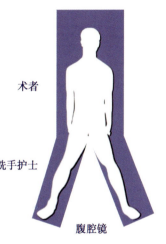
图3-38 腹腔镜位置图1

(二)适用术式

CRC-NOSES Ⅰ式C法、Park法、D法、ISR法、E法、Bacon法(图3-39、图3-40)

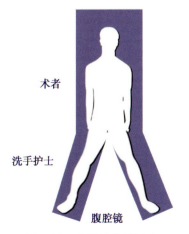
图3-39 腹腔镜位置图2

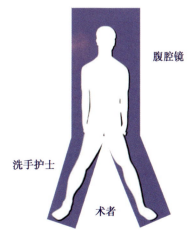
图3-40 腹腔镜位置图3

1. 腹部操作　腹腔镜屏幕置于患者截石位左足偏内侧,屏幕与左腿截石位架呈 90°~120°,调整屏幕方向保证与术者视角接近平行,与助手视角不过大,避免其过度扭头,或可多角度放置分屏。

2. 会阴部操作　腹腔镜屏幕位于患者左侧靠近头部,调整屏幕方向保证与术者视角接近平行,与助手视角不过大,避免其过度扭头,或可多角度放置分屏。

（三）适用术式

CRC-NOSES Ⅵ式、Ⅶ式(图 3-41~图 3-43)

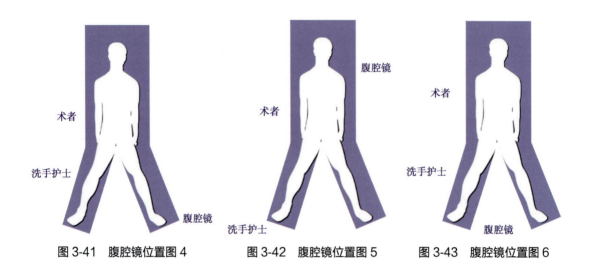

图 3-41　腹腔镜位置图 4　　　　图 3-42　腹腔镜位置图 5　　　　图 3-43　腹腔镜位置图 6

1. 游离脾曲前　腹腔镜位于左侧床尾偏外,朝向术者,调整屏幕方向保证与术者视角接近平行,与助手视角不过大,避免其过度扭头,或可多角度放置分屏。

2. 游离脾曲　腹腔镜位于左侧肩部,朝向术者,调整以保证术者与屏幕视角接近平行,保证与助手视角不过大避免过度扭头,或可采用放置多角度多个分屏。

3. 标本取出及消化道重建　腹腔镜屏幕置于患者截石位左足偏内侧,屏幕与左腿截石位架呈 90°~120°,调整以保证术者与屏幕视角接近平行,保证与助手视角不过大避免过度扭头,或可采用放置多角度多个分屏。

（四）适用术式

CRC-NOSES Ⅷ式(图 3-44、图 3-45)

1. 右半结肠切除　右侧床尾偏外移向右侧肩部,朝向术者,调整以保证术者与屏幕视角接近平行,保证与助手视角不过大避免过度扭头,或可采用放置多角度多个分屏。

2. 标本取出　腹腔镜位于左侧床尾偏外,朝向术者,调整以保证术者与屏幕视角接近平行,保证与助手视角不过大避免过度扭头,或可采用放置多角度多个分屏。

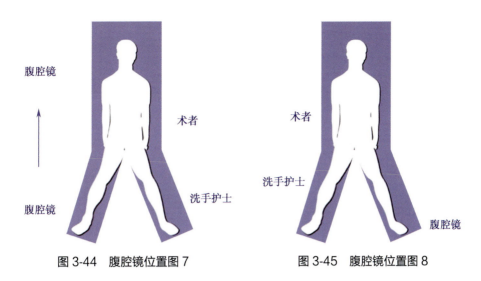

图 3-44　腹腔镜位置图 7　　　　　图 3-45　腹腔镜位置图 8

（五）适用术式

CRC-NOSES Ⅸ式、Ⅹ式（图 3-46、图 3-47）

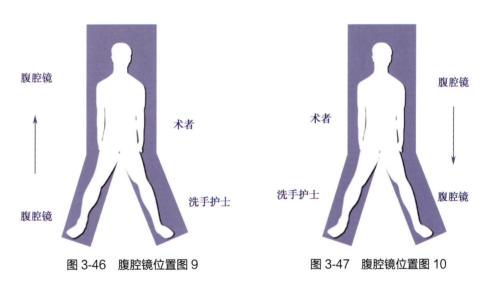

图 3-46　腹腔镜位置图 9　　　　　图 3-47　腹腔镜位置图 10

1. 右半结肠切除　腹腔镜位于右侧床尾偏外移向右侧肩部，朝向术者，调整以保证术者与屏幕视角接近平行，保证与助手视角不过大避免过度扭头，或可采用放置多角度多个分屏。

2. 左半结肠与结肠切除　左侧肩部移向左侧床尾偏外，朝向术者，调整以保证术者与屏幕视角接近平行，保证与助手视角不过大避免过度扭头，或可采用放置多角度多个分屏。

第四章 手术配合

第一节 腹部无辅助切口经肛门外翻切除标本的腹腔镜下低位直肠癌根治术（CRC-NOSES I 式 A 法、B 法，外翻法）手术配合

一、适应证与禁忌证

（一）适应证

1. 低位直肠癌或良性肿瘤。
2. 浸润溃疡型肿瘤，且侵犯肠管 <1/2 周。
3. 隆起型肿瘤，肿瘤环周径 <3cm。
4. 肿瘤下缘距齿状线 2~5cm 为宜。

（二）禁忌证

1. 肿瘤侵犯肠管 >1/2 周。
2. 肿瘤环周径 >3cm。
3. 黏液腺癌或印戒细胞癌，且术中无法明确下切缘状况。
4. 过于肥胖者（BMI>35）。

二、手术配合

（一）清点

洗手护士：与巡回护士、本院手术医生共同清点敷料、缝针及杂项物品（图 4-1~图 4-3）。

巡回护士：与洗手护士、本院手术医生共同清点敷料、缝针及杂项物品。

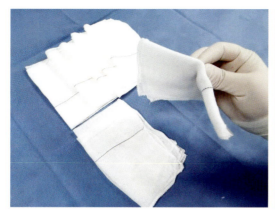

图 4-1 清点纱布

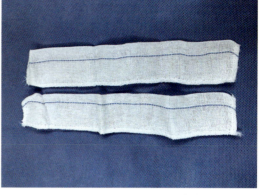

图 4-2 腔镜下纱条

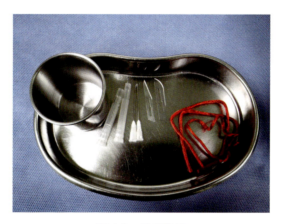

图 4-3 杂项物品

(二) 连接腔镜及器械

洗手护士：

1. 固定电刀、吸引器于上腹部；固定气腹管及腹腔镜光导线位于患者左侧、留出足够进行上下腹探查的长度，将超声刀导线固定于患者右侧术者医生主操作孔旁（图4-4）。

注：光导不宜过度弯折，不可旋转，防止损坏光纤。

2. 与巡回护士配合连接镜头，递一块小纱布与手术医生调节腹腔镜白平衡（图4-5~图4-6）。

注：(1) 双手托镜头，防止镜头受弯折力而损坏。

(2) 对于有规定方向的腹腔镜，注意镜头方向，防止安反。

巡回护士：

将台上各种管路、导线准确连接于机器插口，按顺序打开机器工作开关，调节相应数值，配合调节白平衡，开启腹腔镜下录像系统（图4-7~图4-9）。

注：调整腹腔镜时，建议最后开启光导光源。

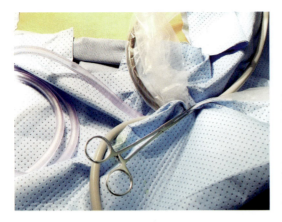

图 4-4　连接镜导

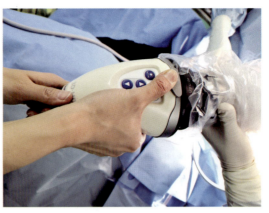

图 4-5　连接镜头

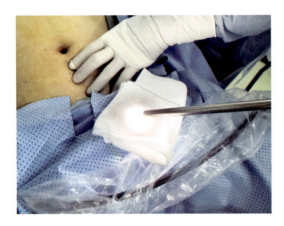

图 4-6　调节白平衡

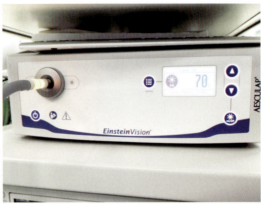

图 4-7　调节光照度

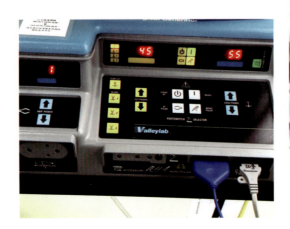

图 4-8　调节电刀

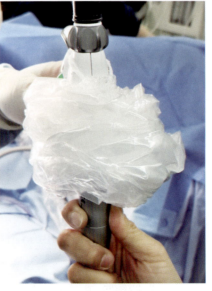

图 4-9　连接超声刀

(三)建立气腹

医生放置气腹针,确定进入腹腔,建立气腹,放置腹腔镜镜头戳卡,检查确定进入腹腔后,放入镜头。

洗手护士:

1. 递2把巾钳钳夹并提拉脐部,递尖刀切开皮肤。

2. 递气腹针,充气结束收回气腹针,递带弹性保护的10mm戳卡进腹腔或递可视10mm戳卡可视下进腹腔或递止血钳,直视下切开腹壁和腹膜,直视下置入10mm戳卡。

3. 连接气腹管。

4. 放入镜头前,擦拭镜头,防雾处理后再进入腹腔内使用。

注:(1)可采用50℃温水浸泡法将腹腔镜镜头浸泡30秒(图4-10)。

(2)备擦镜布或小纱(一块碘附纱布条及一块干净纱布)。

5. 与术者共同确认腹腔镜戳卡进入腹腔,未出现副损伤。

巡回护士:

1. 按下气腹机上充气开关,以4~6L/min的流速开始,戳卡穿刺后调成15~30L/min的流速向腹腔注入二氧化碳,并将气腹压力维持在12~14mmHg(图4-11)。

注:气腹压力可视患者年龄和体型,遵医嘱进行调整。

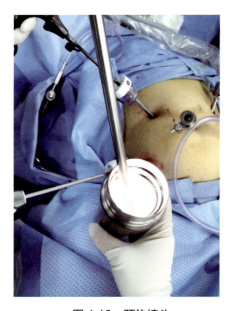

图4-10 预热镜头

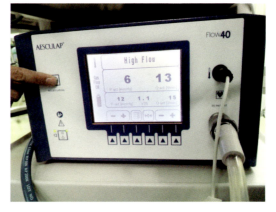

图4-11 调节气腹流量

2. 关闭手术灯,协助手术医生及洗手护士佩戴3D腹腔镜专用的3D眼镜。与术者共同确认腹腔镜戳卡进入腹腔,未出现副损伤。

(四)放置术者及助手操作孔戳卡

洗手护士:

依次递尖刀及10mm、12mm、5mm戳卡(图4-12~图4-14)。

注:传递尖刀时注意保护光导等仪器设备线路,防止划伤。

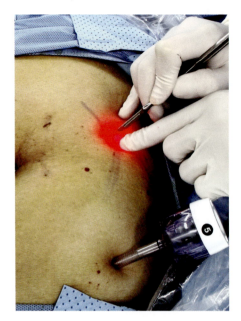
图 4-12 尖刀开皮

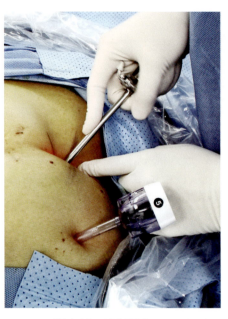
图 4-13 穿刺戳卡

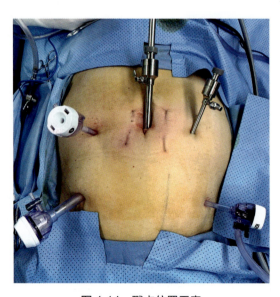
图 4-14 戳卡位置示意

(五)常规探查

按照肝脏、胆囊、胃、脾脏、结肠、小肠、大网膜和盆腔顺序注意探查;结合肛诊及无损伤钳探查肿瘤位置(图 4-15、图 4-16)。

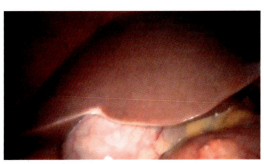
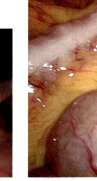

图 4-15　探查肝区　　　　　　　图 4-16　探查下腹

洗手护士：

1. 递两把无损伤抓钳。
2. 手术医生做肛诊前用碘附润滑手套,肛诊完毕更换手套。

巡回护士：

调节体位至头低足高位不超过 30°。

（六）解剖分离

骶骨岬下方 3~5cm 切割分离,沿直肠系膜骶前间隙解剖分离（图 4-17）。

洗手护士：

递无损伤钳或分离钳夹持腔镜下纱条一端（图 4-18）,协助医生经 12mm 戳卡放入纱条。

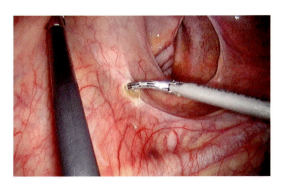
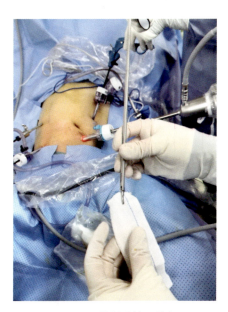

图 4-17　第一刀切入　　　　　　图 4-18　传递腔镜下纱条

巡回护士：

记录腹腔内纱布数量及位置。

（七）结扎血管

沿 Toldt 间隙上下分离，向肠系膜下动静脉根部游离，显露输尿管。充分裸化肠系膜下动脉根部，双重结扎切断肠系膜下动脉（图 4-19）。

洗手护士：

1. 裸化动脉血管，递结扎钳带结扎钉结扎血管，递腔镜下剪刀切断动脉（图 4-20）。

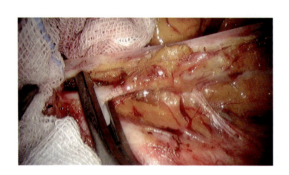

图 4-19　结扎血管

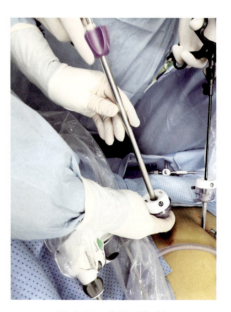

图 4-20　传递结扎钳

2. 裸化静脉后，递结扎钳带结扎钉，递超声刀或剪刀切断血管。
3. 如单独切下淋巴结则需保存好，并确定名称，及时交于巡回护士。

注：(1) 将结扎钉准确安装在结扎钳上，防止因扣合不紧或偏离导致刮伤血管。

(2) 注意结扎钉安装方向，使钉弯向上，便于观察是否扣合严密。

巡回护士：

1. 与医生确定病理名称并与洗手护士交接核对病理标本，做好登记记录。
2. 提供结扎钉。

（八）游离系膜

分离乙状结肠系膜至右髂总动脉处，沿骶前间隙向下向左右分离，下至尾骨水平，两侧可见肛提肌。

洗手护士：

递小纱条垫于系膜后方（图 4-21），观察纱条完整性，是否有破损掉屑。

（九）直肠右侧的游离

提起膀胱底（男性）或将子宫举起（女性），提起直肠系膜沿解剖界限分离至腹膜反折，横行切开腹膜反折右侧。

洗手护士:

如遇女性患者,需抬起子宫递举宫棒或递持针器夹持直针带0号线。递腔镜持针器,悬吊子宫于腹壁,收回持针器和直针。

注:(1)举宫棒递给会阴组医生。

(2)收回直针时,观察完整性,防止折断的直针残端遗留在腹腔或腹壁内。

巡回护士:

准备会阴组操作台,准备碘附盐水和50ml注射器或冲洗器(图4-22)。

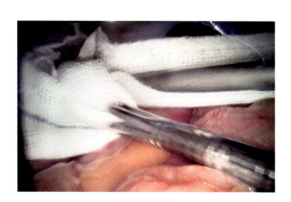

图4-21 放入腔镜下纱条

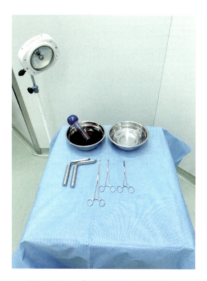

图4-22 会阴组器械台准备

(十)肿瘤下方肠管的裸化

进一步裸化直肠右侧肠壁及左侧肠壁,指诊确认肿瘤位置。

洗手护士:

(1)如盆腔较深,普通无损伤钳长度不够时,需更换长杆无损伤钳。

(2)为确认肿瘤下切缘,此时需准备腔镜下专用长头无损伤肠钳配合指诊。

巡回护士:

为会阴组指诊医生提供碘附及手套。

(十一)裸化肠管

乙状结肠系膜裁剪,超声刀游离至肠壁,并尽量裸化肠管2~3cm(图4-23)。

洗手护士:

递结扎钳带结扎钉,超声刀切断乙状结肠系膜血管(图4-24)。

巡回护士:

提供结扎钉。

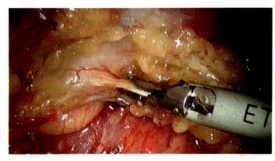　　　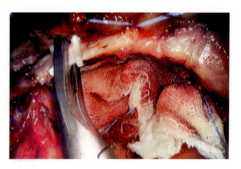

图 4-23　裸化乙状结肠　　　　　图 4-24　结扎血管

NOSES Ⅰ式A法

（十二）标本切除

经肛门置入无菌塑料保护套，用卵圆钳夹持抵钉座至预切线上方。用直线切割闭合器切割闭合乙状结肠，并将抵钉座留在乙状结肠肠腔内。用碘附纱布条消毒断端。经肛置入卵圆钳，将直肠外翻拉出肛门外。用碘附盐水冲洗，用闭合器在肿瘤下缘1~2cm处切断直肠。

洗手护士：

会阴组

递无菌塑料保护套及卵圆钳，递卵圆钳及抵钉座。

腹腔组

递腹腔镜下直线切割闭合器，协助医生经12mm戳卡进入腹腔，递碘附纱布条。

会阴组

递碘附盐水及冲洗器冲洗直肠，递弧形切割闭合器切下标本（图4-25）。

注：(1)保护套可以用碘附进行润滑。

(2)消毒用碘附纱布条均随标本经保护套取出。

(3)用后的闭合器应放置在相对污染区，防止污染无菌操作台。

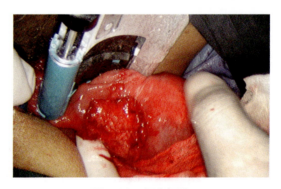

图 4-25　标本切除

巡回护士：

1. 准备地灯。
2. 准备适宜型号闭合器及吻合器。

3. 根据术野变化调节灯光位置。

4. 接收并与洗手护士核对病理标本,做好登记及保存。

(十三)消化道重建

更换手套后扩肛,冲洗,在乙状结肠断端取出抵钉座连接杆,经肛置入环形吻合器,完成乙状结肠直肠端-端吻合。

洗手护士:

会阴组

递碘附盐水,递环形吻合器。会阴组医生及洗手护士更换手术衣及手套。

腹腔组

递超声刀无损伤钳取出钉头连接杆,递胆囊抓钳夹持钉头连接杆(图4-26、图4-27)

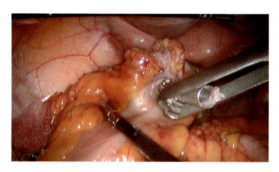

图4-26 取出连接杆

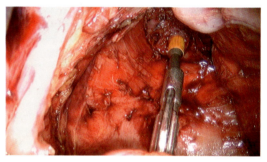

图4-27 对接吻合器

巡回护士:

1. 提供手套及手术衣。

2. 保存吻合器,与医生交接切缘病理标本,并与洗手护士共同核对。

NOSES Ⅰ式B法

(十二)标本切除

在肿瘤上方切断乙状结肠,用碘附纱布条消毒断端。经肛置入卵圆钳,将直肠残端外翻拉出肛门外(图4-28)。切开肠壁,经外翻后的肠壁通道将抵钉座送入盆腔,冲洗,在肿瘤下缘切断直肠。

洗手护士:

腹腔组

1. 递腔镜下直线切割闭合器,闭合结束收回后用碘附纱布消毒闭合器口。

2. 递碘附纱条,协助医生放入腹腔消毒后及时取回。

会阴组

1. 递膀胱拉钩及卵圆钳拖出直肠。

2. 递圆刀切开直肠。

3. 递碘附盐水冲洗消毒(图4-29)。

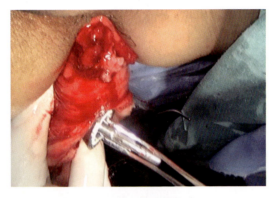

图 4-28 放入抵钉座

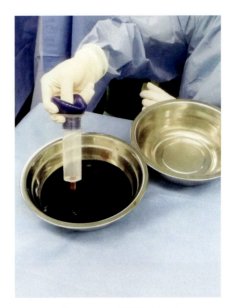

图 4-29 碘附盐水冲洗

4. 递抵钉座,将其置入腹腔。
5. 递弧形切割闭合器切下标本,与巡回护士核对标本。
6. 医生与洗手护士更换手术衣及手套。

巡回护士:

1. 准备地灯。
2. 准备适宜型号直线切割闭合器及弧形切割吻合器。
3. 与洗手护士交接核对病理标本并做好登记记录。
4. 根据术野变化调节灯光位置。

(十三) 消化道重建

在乙状结肠断端处切开一小口,消毒,置入抵钉座,闭合切口,在乙状结肠断端取出抵钉座连接杆,经肛门置入环形吻合器,进行乙状结肠直肠端-端吻合。

洗手护士:

腹腔组

1. 递超声刀切开乙状结肠。
2. 递碘附小纱条消毒肠腔后及时收回。
3. 递胆囊抓钳夹持钉头放入乙状结肠。
4. 递直线切割闭合器,闭合后残余组织随病理袋取出。
5. 递超声刀和无损伤钳取出抵钉座连接杆。

会阴组

递环形切割吻合器。

巡回护士:

与医生交接核对切缘病理标本,与洗手护士做好核对并登记。

(十四)注水注气试验

通过注水注气试验检查吻合口通畅确切(图4-30)。对于超低位保肛者,也可经肛对吻合口进行加固缝合。

洗手护士:

会阴组

1. 递碘附盐水及冲洗器。
2. 递针线加固吻合口。

(十五)冲洗,止血,放置引流管

洗手护士:

1. 递冲洗器(43~45℃蒸馏水),冲洗后及时回收腹腔内纱布并检查完整性。
2. 递止血用品、引流管、剪刀等,及时回收剪下的引流管断端(图4-31)。

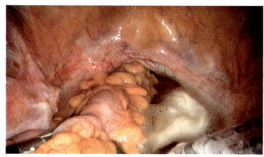

图4-30 注气注水试验　　　图4-31 放置引流管

3. 递止血钳钳夹引流管出口端。

巡回护士:

提供蒸馏水,止血用品。

(十六)创口的覆盖

取出各切口器械,切口内注射局部麻醉药,清点,缝合和覆盖各个切口。

洗手护士:

1. 递局部麻醉药。
2. 收回器械及纱布,与巡回护士、本院手术医生共同清点器械、敷料、缝针及杂项物品。
3. 递针、线缝合切口。
4. 递敷贴,引流袋。

巡回护士:

1. 将患者调至手术初始体位。
2. 与洗手护士、本院手术医生共同清点器械、敷料、缝针及杂项物品。
3. 断开机器与手术台上的连接,放净管道内的残气,按操作规程关闭机器开关,再关闭电源。

第二节 腹部无辅助切口经肛门取标本的腹腔镜下低位直肠癌根治术（CRC-NOSES I 式 C 法，Park 法）手术配合

一、适应证与禁忌证

（一）适应证

1. 低位直肠癌或良性肿瘤。
2. 肿瘤侵犯肠管 >1/2 周，标本无法经肛门外翻取出者。
3. 隆起型肿瘤，肿瘤环周径 <3cm。
4. 肿瘤下缘距齿状线 2~3cm 为宜。

（二）禁忌证

1. 肿瘤局部浸润较重者。
2. 肿瘤环周径 >3cm，经肛门拖出困难者。
3. 黏液腺癌或印戒细胞癌，且术中无法明确下切缘状况。
4. 过于肥胖者（BMI>35）。

二、手术配合

（一）清点、医生建立气腹、放置术者及助手操作孔戳卡、常规探查、解剖分离、结扎血管、游离系膜的手术配合

参见第四章第一节。

（二）标本切除

医生于肿瘤上方切断乙状结肠（腹部操作），于齿状线上 0.5cm 切断直肠，经肛门拉出（会阴部操作）可于直肠近肛管处放置一纱布条，可起到标识和保护作用（图 4-32、图 4-33）。

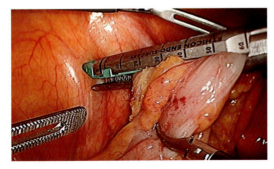

图 4-32 腹腔内切断乙状结肠

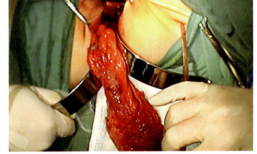

图 4-33 会阴端拉出并切除标本

洗手护士：

腹腔组

1. 递直线切割闭合器（协助医生扶持戳卡）。

2. 递碘附纱布条消毒断端。

会阴组

1. 递膀胱拉钩及卵圆钳,递碘附纱布条消毒肠管。

2. 递电刀,组织钳 3 把在齿状线上方切开肠壁。

3. 注意回收腹腔内随病理标本一起拖出体外的纱条。

4. 注意无菌技术及手术隔离技术。

巡回护士:

1. 准备适合型号的腔镜下直线切割闭合器及钉仓。

2. 准备操作台(无菌台面上包括卵圆钳、止血钳、组织钳、持针器、膀胱拉钩、可吸收缝线、消毒纱布),地灯。

3. 术者进行会阴部操作时更换腹腔镜位置。

4. 与洗手护士交接核对病理标本并做好登记记录。

5. 与洗手护士共同核对纱布数量。

(三)消化道重建

医生运用四点缝合定位吻合法完成乙状结肠肛管端 - 端吻合。

洗手护士:

腹腔组

递碘附盐水及冲洗器冲洗腹腔。

会阴组

1. 协助医生换手术衣及手套。

2. 递无菌卵圆钳夹出乙状结肠。

3. 依次递针带线 4 针(针留在术区),蚊式钳 4 把钳夹针线。递空持针器用于缝合,注意接回持针器夹针(共 4 针),如需加针,则依次递持针器夹持针带线(图 4-34)。

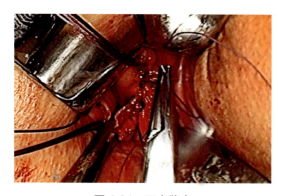

图 4-34 四点缝合

巡回护士:

1. 准备手术衣及手套。

2. 根据术野变化调节灯光位置。

(四) 冲洗, 止血, 放置引流管

(五) 关闭创口

取出各切口器械、切口内注射局部麻醉药、清点、缝合和覆盖各个切口的手术配合参见第四章第一节。

第三节 腹部无辅助切口经肛门括约肌间切除标本的腹腔镜下超低位直肠癌根治术(CRC-NOSES I式 D 法, ISR 法)手术配合

一、适应证与禁忌证

(一) 适应证

1. 低位、超低位直肠癌。
2. 浸润溃疡型肿瘤, 活动性良好。
3. 隆起型肿瘤, 肿瘤厚度 <2cm。
4. 局部侵犯深度为 T1 或 T2。
5. 病理类型为高、中分化腺癌。

(二) 禁忌证

1. 肿瘤下缘位于齿状线至齿状线上 3cm 以内。
2. 肿瘤厚度 >3cm。
3. 直肠癌侵犯深度达 T3。
4. 低分化或黏液腺癌, 术中无法进行快速冷冻病理确定下切缘状况者。
5. 过于肥胖者。

二、手术配合

(一) 清点、连接仪器、放置戳卡、常规探查、解剖分离与结扎的手术配合

参见第四章第一节。

(二) 游离系膜

分离乙状结肠系膜至髂总动脉分叉处, 沿骶前间隙向下向左右分离, 下至尾骨水平, 两侧可见肛提肌(图 4-35)。

洗手护士:

递小纱条垫于系膜后方, 观察纱布完整性, 是否有破损掉屑。

(三) 直肠右侧的游离

提起膀胱底(男性)或将子宫举起(女性), 提起

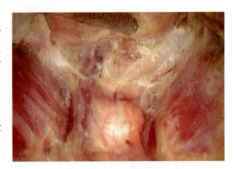

图 4-35 两侧肛提肌

直肠系膜沿解剖界限分离至腹膜反折,并横行切开腹膜反折右侧。

洗手护士：

如遇女性患者需抬起子宫。

方法一:递举宫棒

方法二:递持针器夹持直针带 0 号线,递腔镜持针器,悬吊子宫于腹壁,收回持针器和直针。

（四）肿瘤下方肠管的裸化

进一步裸化直肠右侧肠壁及左侧肠壁达盆底内外括约肌间沟,指诊确认肿瘤位置。

洗手护士：

1. 如盆腔较深,普通无损伤钳长度不够时,需更换长杆无损伤钳。

2. 为确认肿瘤下切缘,此时需准备腔镜下专用长头无损伤肠钳配合指诊。

巡回护士：

为会阴组指诊医生提供碘附及手套。

（五）标本切除

1. 腹部操作　切割乙状结肠近端预切线处肠管（图 4-36）。

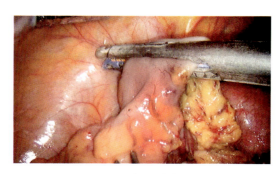

图 4-36　切断肿瘤远端

2. 会阴部操作　将会阴充分展开,在肿瘤远端约 1~2cm 处确定下切缘,逐层切开,将直肠及系膜经肛门拖出并确认切缘完整。

洗手护士：

腹腔组

1. 递腔镜下直线切割闭合器,协助医生经 12mm 戳卡放入腹腔。

2. 递碘附纱布条消毒断端（图 4-37）。

注:消毒纱布随标本经保护套一起取出。

会阴组

1. 递 9×24 角针双 0 号线共 4 针,缝支持线充分暴露肛门（图 4-38）。

2. 递卵圆钳,递碘附纱布条消毒直肠后收回。

3. 碘附盐水,电刀。

注:(1)回收腹腔内随病理标本一起拖出体外的纱条。

(2)注意无菌及手术隔离技术。

57

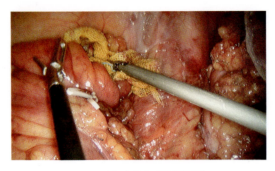 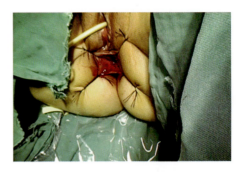

图 4-37　消毒断端　　　　　　　图 4-38　支持线的缝合

巡回护士：

1. 准备适合型号的闭合器。
2. 准备操作台，地灯。
3. 术者进行会阴部操作时更换腹腔镜位置。
4. 与洗手护士交接核对病理标本并做好登记记录。

（六）消化道重建

环形缝合拉出体外的近端乙状结肠，完成乙状结肠肛管端-端吻合。

洗手护士：

腹腔组

递碘附盐水及冲洗器。

会阴组

1. 医生换手术衣及手套。
2. 递无菌卵圆钳夹出乙状结肠。
3. 依次递针带线 4 针（针留在术区），蚊式钳 4 把钳夹针线。递空持针器用于缝合，注意接回持针器夹针（共 4 针）。如需加针，则依次递持针器夹持针带线（图 4-39）。

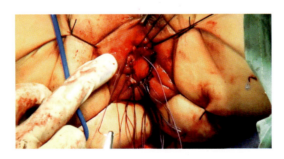

图 4-39　缝合吻合口

巡回护士：

1. 准备手套。
2. 根据术野变化调节灯光位置。

(七)冲洗,止血,放置引流管
(八)关闭创口

取出各切口器械,切口内注射局部麻醉药,清点,缝合和覆盖各个切口的手术配合参见第四章第一节。

第四节 腹部无辅助切口经肛门取标本的腹腔镜下低位直肠癌根治术(CRC-NOSES Ⅰ式 E 法,Bacon 法)手术配合

一、适应证与禁忌证

(一)适应证

1. 低位直肠癌或内镜下不能切除的良性肿瘤。
2. 肿瘤可以半周至环周生长,以扁平型为宜。
3. 肿瘤未侵及内外括约肌。
4. 经肛局部切除后需要补充根治切除,但器械无法吻合的低位肿瘤患者。

(二)禁忌证

1. 肿瘤体积过大,无法经肛门拉出。
2. 乙状结肠及系膜长度无法满足经肛门拉出。
3. 直肠系膜过于肥厚无法经肛门拉出。
4. 过于肥胖者(BMI>30)。
5. 直肠阴道瘘局部炎症较重者。

二、手术配合

(一)清点、连接仪器、放置戳卡、常规探查、解剖分离与结扎、乙状结肠游离与系膜的裁剪的手术配合

参见第四章第一节。

巡回护士:

医生进行手术探查时,将患者体位调至头低足高及右侧倾斜位。

(二)标本切除

将肛门充分外展,消毒,在肿瘤下方 1cm 处荷包缝合肛门,打开肠壁,向上游离,与腹腔游离肠段上下会合。自肛门将游离肠段向下拖出,在肿瘤上方 7~10cm 处切断肠管,移出标本。

洗手护士:

会阴组

1. 递肛门牵开器或者膀胱拉钩(或角针双 0 号线缝合支持线)。
2. 递碘附纱布。
3. 准备电刀及延长柄,吸引器。

4. 递长持针器夹持针线缝合荷包。

5. 保存病理,确认名称,及时交于巡回护士。

巡回护士：

1. 准备工作台、地灯、会阴组电刀、吸引器。

2. 术者进行会阴部操作时更换腹腔镜位置。

3. 与洗手护士交接核对病理标本并做好登记记录。

（三）固定肠管

肛门外留出 3~5cm 肠管,周围缝线固定（图 4-40）。

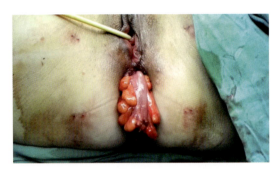

图 4-40　一期术后保留的肠管

洗手护士：

会阴组

递针线固定留出的肠管。

巡回护士：

根据术野变化调节灯光位置。

（四）冲洗,止血,放置引流管

（五）关闭创口

取出各切口器械,切口内注射局部麻醉药,清点,缝合和覆盖各个切口的手术配合参见第四章第一节。

三、二期成型

（一）连接电刀,吸引器

洗手护士：

固定电刀,吸引器。

巡回护士：

将台上各种管道导线准确连接于机器插口,根据需要设定工作状态和输出功率。

（二）切除肠管

充分暴露会阴部,切除多余肠管,结扎系膜侧血管,将断端肠管黏膜与肛缘皮肤缝合（图 4-41）。

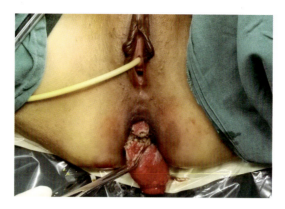

图 4-41 二期切除肠管

洗手护士：

1. 递肛门拉钩。
2. 递丝线结扎线结扎血管。
3. 与巡回护士、本院手术医生共同清点器械、敷料、缝针及特殊物品。
4. 递针线缝合。
5. 保存病理，确认名称，及时交于巡回护士。

巡回护士：

1. 准备地灯，根据手术情况调节灯光位置。
2. 与洗手护士交接核对病理标本并做好登记记录。

（三）冲洗、止血、留置肛管、清点、覆盖创口

洗手护士：

1. 递碘附盐水、止血用品。
2. 递肛管、针线固定。
3. 递凡士林纱布、敷贴。

第五节　腹部无辅助切口经直肠拉出切除标本的腹腔镜下中位直肠癌根治术（CRC-NOSESⅡ式）手术配合

一、适应证与禁忌证

（一）适应证

1. 中位直肠癌或良性肿瘤。
2. 肿瘤环周直径 <3cm 为宜。
3. 肿瘤不侵出浆膜为宜。

(二) 禁忌证

1. 肿瘤体积过大,无法经肛门拉出。
2. 乙状结肠及系膜长度无法满足经肛门拉出。
3. 直肠系膜过于肥厚无法经肛门拉出。
4. 过于肥胖者(BMI>35)。

二、手术配合

(一) 清点、医生建立气腹,放置术者及助手操作孔戳卡,常规探查的手术配合

参见第四章第一节。

(二) 医生进行第一刀切入点

进行骶骨岬下方 3~5cm 切割分离,沿直肠系膜骶前间隙解剖分离。

洗手护士:

递无损伤钳或分离钳。

(三) 肠管的裸化

医生进行肠系膜下动静脉根部游离与离断、直肠系膜的游离以及直肠右侧、乙状结肠和直肠左侧的游离。

洗手护士:

1. 递超声刀及腔镜下小纱条,协助医生扶持戳卡放入纱条。
2. 递结扎钳带血管夹结扎肠系膜下动静脉,剪刀剪断血管。

(四) 医生进行肿瘤下方肠管的裸化和对乙状结肠系膜的裁剪

洗手护士:

1. 递腔镜下小纱条置于直肠后方,观察纱布完整性,是否有破损掉屑。
2. 如遇女性患者需抬起子宫。

方法一:递举宫棒

方法二:递持针器夹持直针带 0 号线,递腔镜持针器,悬吊子宫于腹壁,收回持针器和直针。

巡回护士:

提供结扎钉。

(五) 标本切除

助手充分扩肛,冲洗后,经肛置入碘附纱团于肿瘤下方 2cm,在其指引下,横行切开肠管。取出纱团,经戳卡孔置入无菌塑料套,将其一端经肛门拉出体外,将直肠断端及游离直肠置入套内,肛门端助手用卵圆钳钳夹肿瘤端残端缓慢经肛拉出(图 4-42),在肛门外乙状结肠预切线处上荷包钳切断直肠,移去标本(图 4-43)。

洗手护士:

会阴组

1. 递膀胱拉钩。
2. 夹持碘附纱布放置肠腔内。

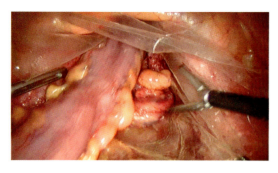
图 4-42 拉出标本

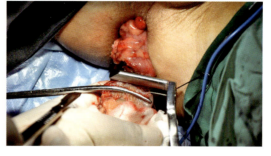
图 4-43 切除标本

腹腔组

1. 递超声刀及吸引器切开直肠。
2. 递无损伤钳牵开直肠断端。
3. 递无菌塑料保护套经 12mm 戳卡放入腹腔。

会阴组

1. 递无菌卵圆钳经肛门取出保护套。
2. 递荷包钳,荷包线缝合。
3. 递圆刀或荷包剪刀。
4. 递标本盆保存病理标本,与医生及巡回护士确定名称,交于巡回护士。

巡回护士:

1. 准备工作台(无菌台面上包括卵圆钳、止血钳、组织钳、持针器、膀胱拉钩、荷包钳、荷包剪刀、标本盆、碘附纱布、荷包线),地灯。
2. 准备电刀,吸引器。
3. 与洗手护士交接,核对病理标本并做好登记记录。
4. 与洗手护士认真核对纱布数量。

(六) 消化道重建

医生将抵钉座置入乙状结肠断端,收紧荷包(图4-44),冲洗消毒后,将其送回腹腔。冲洗,扩肛,用直线切割闭合器闭合直肠残端(图4-45),经肛门置入环形吻合器,与抵钉座对接,完成端-端吻合。

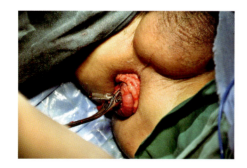
图 4-44 收紧荷包

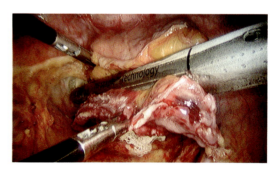
图 4-45 切除断端

洗手护士：

会阴组

递卵圆钳夹持抵钉座置于乙状结肠内。

腹腔组

1. 递腔镜下直线切割闭合器，闭合后经标本袋取出闭合残端。
2. 递碘附盐水（1 000ml）及冲洗器冲洗腹腔。
3. 递胆囊抓钳抓持抵钉座。

会阴组

1. 递环形切割吻合器。
2. 与医生及巡回护士确定切缘标本名称并及时保存。

巡回护士：

1. 准备碘附盐水。
2. 准备环形切割吻合器及腔镜下直线切割闭合器。
3. 根据术野变化调节灯光位置。

（七）注水注气试验

检查吻合口有无出血、渗漏，是否通畅、确切。

洗手护士：

递碘附盐水及纱布。

（八）冲洗，止血，放置引流管

（九）关闭创口

取出各切口器械，切口内注射局部麻醉药，清点，缝合和覆盖各个切口的手术配合参见第四章第一节。

第六节 腹部无辅助切口经阴道拉出切除标本的腹腔镜下中位直肠癌根治术（CRC-NOSESⅢ式）手术配合

一、适应证与禁忌证

（一）适应证

1. 女性中段直肠癌或良性肿瘤。
2. 肿瘤环周直径介于3~5cm之间。
3. 肿瘤不侵出浆膜为宜。
4. 乙状结肠及系膜长度适合拉出者。

（二）禁忌证

1. 肿瘤体积过大，取出有困难者。
2. 乙状结肠及系膜长度无法达到经阴道拉出者。

3. 过于肥胖者（BMI>35）。

二、手术配合

（一）清点、医生建立气腹，放置术者及助手操作孔戳卡，常规探查的手术配合

参见第四章第一节。

注：可结合阴道指诊了解阴道后穹隆状态（图4-46）。

（二）术者进行第一刀切入点

于骶骨岬下方直肠系膜薄弱处切割分离，经阴道用无损伤举宫器将子宫举起，充分显露盆腔。

洗手护士：

1. 递无损伤钳或分离钳。

2. 递超声刀及腔镜下小纱条，协助医生扶持戳卡放入纱条。

（三）肠管的裸化

肠系膜下动静脉根部的游离和离断，乙状结肠、直肠游离及肿瘤裸化的手术配合参见第四章第一节。

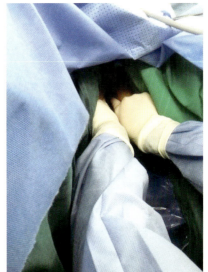

图4-46 探查阴道后穹隆

（四）乙状结肠系膜裁剪

医生在系膜后方垫一块纱布，确定吻合预切定线，沿肠系膜下动静脉走行进行分离解剖，分别结扎切割2~3支乙状结肠动静脉。将乙状结肠肠管裸化2cm左右。

洗手护士：

递结扎钳带结扎钉，超声刀切断乙状结肠系膜血管。

巡回护士：

准备结扎钉

（五）标本切除

医生在肿瘤下方4~5cm处切断肠管，消毒阴道，将小膀胱拉钩置于阴道后穹隆起指示作用。切开阴道后穹隆（图4-47），经戳卡孔将无菌塑料保护套放入腹腔，助手将其一端经阴道拉出体外，将标本置入套内并拉出体外（图4-48），在体外乙状结肠预切定线处上荷包钳切断直肠，移去标本（图4-49）。

洗手护士：

腹腔组

1. 递腔镜下直线切割闭合器。

2. 递无损伤钳夹持无菌塑料保护套经12mm戳卡送进腹腔。

3. 递超声刀切开阴道。

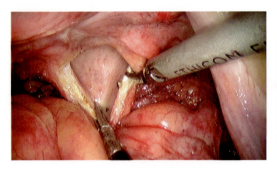

图 4-47　切开阴道后穹隆

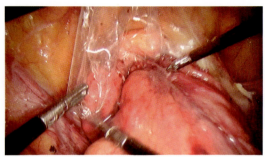

图 4-48　经保护套拖出标本

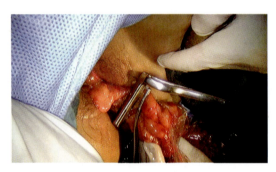

图 4-49　荷包钳切除标本

会阴组

1. 递卵圆钳夹持碘附纱布消毒阴道。
2. 递小膀胱拉钩。
3. 递无菌卵圆钳及吸引器。
4. 递荷包钳,荷包线缝合。
5. 递圆刀及标本盆,切下病理标本并保存,与巡回护士、医生确定名称,及时交于巡回护士。

巡回护士:

1. 准备地灯、电刀、吸引器。
2. 与洗手护士交接核对病理标本并做好登记记录。

(六) 消化道重建

医生将抵钉座置入乙状结肠残端,收紧荷包,冲洗消毒后,将其送回腹腔。经肛门置入环形吻合器,与抵钉座对接,完成端-端吻合。检查吻合口完整性,进行注水注气试验,检查吻合口有无出血、渗漏,是否通畅。缝合阴道切口(可采用腹腔镜缝合)。

洗手护士:

会阴组

1. 递抵钉座及卵圆钳。
2. 递环形切割吻合器。

腹腔组

1. 递碘附盐水 1 000ml 及冲洗器。
2. 递腔镜下纱布。
3. 递腔镜下持针器,针带线(10~15cm)缝合阴道。
4. 递碘附盐水并取出腹腔内纱布。

巡回护士:

1. 准备碘附盐水。
2. 准备环形切割吻合器。
3. 根据术野变化调节灯光位置。

(七) 冲洗,止血,放置引流管

(八) 关闭创口

取出各切口器械,切口内注射局部麻醉药,清点,缝合和覆盖各个切口的手术配合参见第四章第一节。

第七节 腹部无辅助切口经直肠拖出标本的腹腔镜下高位直肠癌根治术(CRC-NOSES Ⅳ式)手术配合

一、适应证与禁忌证

(一) 适应证

1. 高位直肠、直肠乙状结肠交界处肿瘤或乙状结肠远端肿瘤。
2. 肿瘤环周径 <3cm 为宜。
3. 肿瘤不侵出浆膜为宜。

(二) 禁忌证

1. 非此段肠肿瘤。
2. 肿瘤过大,无法经直肠肛门拖出者。
3. 乙状结肠系膜过于肥厚,判定经肛拖出困难者。
4. 过于肥胖者(BMI>35)。

二、手术配合

(一) 清点、医生建立气腹,放置术者及助手操作孔戳卡,常规探查的手术配合

参见第四章第一节。

(二) 第一刀切入点

医生用纱布条将小肠挡于腹部,暴露术野。于骶骨岬下方 3~5cm 直肠系膜菲薄处切割分离。

洗手护士：

1. 递无损伤钳或分离钳。
2. 递超声刀及腔镜下小纱条，协助医生扶持戳卡放入纱条。

（三）血管的离断

医生离断肠系膜下动静脉根部血管的手术配合参见第四章第一节。

（四）肠管的裸化

医生在进行乙状结肠、直肠游离及肿瘤裸化时注意保护下腹下神经、输尿管及生殖血管。在确定水平面横断直肠系膜，夹闭直肠上动静脉远端（保留端），肿瘤下方的裸化范围为 3~5cm，将其切割闭合。

洗手护士：

如遇女性患者需抬起子宫，递举宫棒或递持针器夹持直针带 0 号线，递腔镜持针器，悬吊子宫于腹壁，收回持针器和直针。

1. 递血管夹。
2. 递腔镜下直线切割闭合器。
3. 递碘附消毒纱条。

巡回护士：

准备合适型号的腔镜下直线切割闭合器。

（五）医生进行乙状结肠系膜裁剪

在系膜后方垫一块纱条，裁剪分离乙状结肠动静脉数支。裸化乙状结肠肠管 2cm 左右。

洗手护士：

1. 递小纱条，协助医生经 12mm 戳卡放入腹腔。
2. 递结扎钳带结扎钉切断乙状结肠系膜血管。

巡回护士：

提供结扎钉。

（六）标本切除

医生将无菌塑料保护套经主操作孔置入腹腔，切开直肠闭合端，将保护套一端拉出至肛门外。将抵钉座经保护套送入腹腔。将远端肠管置入保护套内，在肿瘤上方肠壁纵行打开一小口，将碘附纱条探入乙状结肠腔（图 4-50），将抵钉座置入腔内（图 4-51），清点，在切口上方将肠管裸化区域切割闭合。消毒断端，将用过的小纱布和标本一起置入保护套内，拉出体外。

洗手护士：

腹腔组

经 12mm 戳卡依次递无菌塑料保护套及超声刀，打开直肠闭合端。

会阴组

1. 递卵圆钳夹出保护套。
2. 递抵钉座送入腹腔。

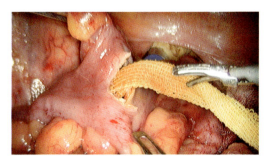
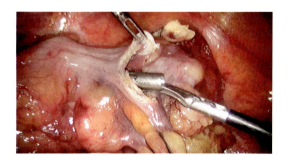

图 4-50　碘附纱条消毒乙状结肠肠腔　　　　图 4-51　将抵钉座置入肠腔

腹腔组

1. 递超声刀打开乙状结肠。
2. 递四分之一碘附纱条消毒乙状结肠并取回。
3. 递胆囊抓钳将抵钉座放入乙状结肠。
4. 递腔镜下直线切割闭合器切下标本。
5. 保存好病理标本,与医生确定名称,及时交于巡回护士。清点好随病理标本取出的纱布。

巡回护士:

1. 准备工作台、地灯、环形切割吻合器。
2. 与洗手护士、本院手术医生共同清点器械、敷料、缝针及特殊物品。
3. 与洗手护士交接核对病理标本并做好登记。

(七) 消化道重建

医生进行清点,闭合直肠残端。在乙状结肠断端一角取出抵钉座连接杆,经肛门置入环形吻合器,与抵钉座对接,完成结肠和直肠端-端吻合。检查缝合危险三角区域,注水注气试验,检查吻合口是否通畅确切,有无渗漏、出血。

洗手护士:

会阴组

1. 递环形切割吻合器。
2. 与医生确定、保存好切缘病理标本,并及时交于巡回护士。

腹腔组

1. 递腔镜下直线切割闭合器。
2. 递取物袋取出闭合残端。
3. 递针带线(10~15cm)加固缝合吻合口(图 4-52)。
4. 递碘附盐水及纱布。

巡回护士:

1. 与洗手护士、本院手术医生共同清点器械、敷料、缝针及杂项物品。
2. 准备合适型号的腔镜下直线切割闭合器。

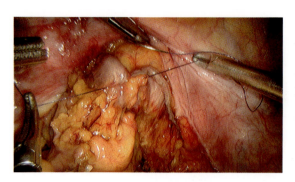

图 4-52　缝合加固吻合口

3. 根据术野变化调节灯光位置。

（八）医生进行冲洗，止血，放置引流管

（九）关闭创口

医生取出各切口器械，切口内注射局部麻醉药，清点，缝合和覆盖各个切口的手术配合参见第四章第一节。

第八节　腹部无辅助切口经阴道拖出标本的腹腔镜下高位直肠癌根治术（CRC-NOSES Ⅴ式）手术配合

一、适应证与禁忌证

（一）适应证

1. 高位直肠肿瘤、直肠乙状结肠交界处肿瘤或远端乙状结肠肿瘤。
2. 肿瘤环周径介于 3~5cm 之间。
3. 肿瘤未侵出浆膜为佳。

（二）禁忌证

1. 非此段肠肿瘤。
2. 肿瘤环周径 >5cm，经阴道取出困难者。
3. 肿瘤侵出浆膜，经阴道取出有肿瘤种植风险者。
4. 过于肥胖者（BMI>35）。

二、手术配合

（一）清点、医生建立气腹，放置术者及助手操作孔戳卡，常规探查的手术及配合参见第四章第一节。

（二）第一刀切入点

医生在骶骨岬或下方打开系膜。

洗手护士：

递无损伤钳或分离钳,递超声刀及腔镜下小纱条,协助医生扶持戳卡放入纱条。

(三) 肠系膜下动静脉根部的清扫与离断

沿 Toldt 间隙向左侧外侧分离,可见左侧输尿管走行。逐层分离裸化肠系膜下动静脉,充分裸化后双重结扎切断。

洗手护士：

1. 如单独切下淋巴结则需保存好,并确定名称,及时交于巡回护士。
2. 裸化动脉血管后,递结扎钳带结扎钉阻断结扎血管,递腔镜下剪刀切断动脉;裸化静脉后递结扎钳带结扎钉,递超声刀或剪刀切断血管。

巡回护士：

1. 与洗手护士交接核对病理标本并做好登记记录。
2. 提供结扎钉。

(四) 直肠系膜、乙状结肠及直肠左右侧的游离

洗手护士：

游离左侧时,递长头无损伤钳。

(五) 肿瘤下方肠管的裸化

医生在肿瘤下方约 5cm 处横行切断直肠系膜,可用血管夹夹闭较粗的直肠上动静脉,肿瘤下方肠管裸化范围约 2cm。

洗手护士：

1. 裸化动脉血管后,递结扎钳带结扎钉阻断结扎血管,递腔镜下剪刀切断动脉。
2. 裸化静脉后递结扎钳带结扎钉,递超声刀或剪刀切断血管。

(六) 标本切除

医生将无菌塑料保护套经主操作孔置入腹腔,经阴道用膀胱拉钩抬起阴道后穹隆。切开阴道,将无菌塑料保护套一端拉出体外并撑开。将抵钉座经保护套送入腹腔。在肿瘤上方预切定线下 1cm 纵行切开肠壁,消毒,将抵钉座置入乙状结肠肠腔内,闭合乙状结肠。在肿瘤下方肠管裸化区切断直肠,将标本及用过的小纱布置入保护套内,拉出体外。

洗手护士：

会阴组

1. 递卵圆钳夹持碘附纱布消毒阴道。
2. 递膀胱拉钩将阴道后穹隆抬起。

腹腔组

1. 递无菌塑料保护套经 12mm 戳卡放入腹腔。
2. 递超声刀切开阴道。

会阴组

1. 递卵圆钳经阴道牵出无菌保护套并撑开。
2. 用卵圆钳夹持抵钉座送入腹腔。

腹腔组

1. 递超声刀及吸引器切开乙状结肠。

2. 递四分之一碘附纱条消毒乙状结肠。

3. 递胆囊抓钳将抵钉座放入乙状结肠内。

4. 递腔镜下直线切割闭合器切割乙状结肠(更换钉仓消毒后再闭合一次)。

5. 递取物袋取出闭合残端。

6. 经阴道取出病理标本后与医生确定名称,及时交于巡回护士。清点好随病理标本拖出的物品。

巡回护士:

1. 准备工作台(组织钳、膀胱拉钩、持针器、剪刀、镊子、标本盆、可吸收缝线、无菌保护套)。

2. 准备地灯。

3. 准备环形直线切割吻合器,直线切割闭合器及钉仓。

4. 与洗手护士交接核对病理标本并做好登记。

(七) 消化道重建

医生在乙状结肠断端一角取出抵钉座连接杆,经肛门置入环形吻合器,与抵钉座对接,完成乙状结肠和直肠端-端吻合。加固缝合危险三角区域,进行注水注气试验,检查吻合口是否通畅确切,有无渗漏、出血。

洗手护士:

会阴组

递环形切割吻合器。

腹腔组

1. 递超声刀切开乙状结肠。

2. 递胆囊抓钳夹持抵钉座杆进行对接。

3. 递持针器夹持带针带线(10~15cm)加固缝合吻合口。

4. 递碘附盐水、冲洗器及纱布。

巡回护士:

1. 与洗手护士、本院手术医生共同清点器械、敷料、缝针及杂项物品。

2. 提供可吸收缝线。

3. 根据术野变化调节灯光位置。

(八) 缝合阴道切口

医生在腹腔镜下连续缝合或直视下间断缝合。

洗手护士:

1. 与巡回护士、本院手术医生共同清点器械、敷料、缝针及杂项物品。

2. 递倒刺线和持针器(镜下)。

3. 递长持针器夹持可吸收线(直视)。

巡回护士：

与洗手护士、本院手术医生共同清点器械、敷料、缝针及杂项物品。

（九）冲洗，止血，放置引流管

（十）关闭创口

取出各切口器械，切口内注射局部麻醉药，清点，缝合和覆盖各个切口的手术配合参见第四章第一节。

第九节　腹部无辅助切口经肛门拖出标本的腹腔镜下左半结肠癌根治术（CRC-NOSES Ⅵ式）手术配合

一、适应证与禁忌证

（一）适应证

1. 肿瘤位于降结肠、乙状结肠近端。

2. 肿瘤环周径 <3cm 为宜。

3. 肿瘤未侵出浆膜为宜。

（二）禁忌证

1. 肿瘤位于结肠脾曲和横结肠近脾曲处。

2. 肿瘤环周径 >3cm。

3. 肿瘤侵出浆膜。

4. 过于肥胖者（BMI>35）。

二、手术配合

（一）清点、医生建立气腹、放置术者及助手操作孔戳卡的手术配合

参见第四章第一节。

（二）常规探查

医生探查肝脏、胆囊、胃、脾脏、大网膜、结肠、小肠及盆腔有无肿瘤种植和腹水。判断肿瘤位置大小（肿瘤位于降结肠或降结肠与乙状结肠交界处）<3cm，判定解剖结构。

洗手护士：

递两把无损伤抓钳。

巡回护士：

调节患者体位至头低足高位不超过 30°。

（三）肠系膜下动静脉根部的处理

医生在肠系膜下动脉根部打开后腹膜，进入 Toldt 筋膜间隙，裸化肠系膜下动脉根部，双重结扎切断。提起根部，向外侧游离，在胰腺下缘横断肠系膜下静脉。

洗手护士：

1. 递无损伤钳夹持腔镜下小纱布，协助医生经 12mm 戳卡放入腹腔。

2. 如单独切下淋巴结则需保存好，并确定名称，及时交于巡回护士。

3. 裸化动脉血管后，递结扎钳带结扎钉阻断结扎血管，递剪刀切断动脉；裸化静脉后递结扎钳带结扎钉，递超声刀或剪刀切断血管。

（四）左半结肠系膜的游离

内侧入路，注意保护左侧输尿管。

洗手护士：

递小纱条置于乙状结肠系膜后方。

（五）乙状结肠及直肠系膜的处理

向下分离至骶骨岬水平，注意保护腹主动脉前神经，夹闭直肠上动静脉远端。

洗手护士：

1. 递超声刀。

2. 裸化动脉血管后，递结扎钳带结扎钉阻断结扎血管，递剪刀切断动脉；裸化静脉后递结扎钳带结扎钉，递超声刀或剪刀切断血管。

（六）横结肠左半和脾曲的处理

医生在横结肠中部向左分离，进入网膜囊，处理位于横结肠系膜的粘连带，向左游离，直至脾下极。在 Treitz 韧带外侧沿胰腺下缘向左侧切割分离至脾下极。

洗手护士：

1. 递无损伤抓钳。

2. 递超声刀。

3. 递分离钳。

4. 递小纱条置于胰腺下缘及脾下极，作为保护和标志物（图 4-53）。

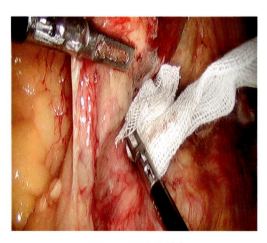

图 4-53　置入小纱条

巡回护士：

更换腹腔镜位置。

(七) 游离左结肠旁沟

医生沿左结肠旁沟分离至脾下极。

洗手护士：

1. 及时清理超声刀刀头结痂。

2. 递长头无损伤钳。

(八) 肿瘤上方结肠系膜的剪裁和裸化

医生下拉结肠脾曲，判定预切定线，切断结扎边缘血管弓，游离至肠壁，裸化肠管2cm备用。

洗手护士：

递结扎钳带结扎钉切断结肠系膜血管。

(九) 标本切除

医生在肿瘤下方乙状结肠肠管裸化区切一小口 (图4-54)，将抵钉座经直肠送入腹腔。在肿瘤上方裸化区开一小口，消毒 (图4-55)，将抵钉座近端置入结肠内，切断结肠，于肿瘤下方横断直肠，消毒。经戳卡孔置入无菌塑料保护套，经其将标本拉出体外。

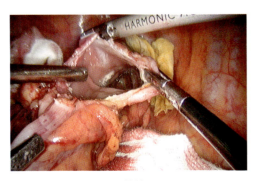
图4-54 乙状结肠开口

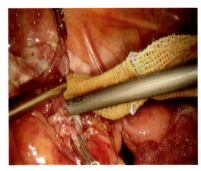
图4-55 消毒乙状结肠肠腔

洗手护士：

腹腔组

递超声刀及碘附纱布条，切开肿瘤下端，经12mm戳卡放入无菌保护套。

注：无菌保护套可以用碘附润滑。

会阴组

递卵圆钳夹持无菌保护套牵出肛门，将抵钉座放入腹腔。

腹腔组

1. 超声刀切开肿瘤上端，递碘附小纱消毒肠腔。

2. 递吸引器及胆囊抓钳夹持抵钉座放入肠腔。

3. 递腔镜下直线切割闭合器闭合肿瘤上端。

4. 递超声刀横断直肠端。

5. 经会阴取出标本和纱布。

6. 保存好病理标本,与医生确定名称,及时交于巡回护士,清点消毒纱布。

巡回护士:

1. 准备工作台。

2. 准备地灯。

3. 准备腔镜下直线切割闭合器及吻合器。

4. 与洗手护士交接核对病理标本并做好登记记录,与洗手护士清点好随病理标本取出的纱布。

5. 标本取出时更换腹腔镜位置至患者两腿之间。

(十) 消化道重建

医生闭合直肠残端,将残端用取物袋经 12mm 戳卡取出。冲洗,将抵钉座连接杆从近端结肠闭合线取出,经肛门置入环形吻合器,完成吻合。8 字缝合危险三角区域,注水注气试验,检查吻合口通畅确切。

洗手护士:

会阴组

1. 递环形切割吻合器。

2. 递碘附盐水及冲洗器。

腹腔组

1. 递腔镜下直线切割闭合器(消毒更换钉仓)。

2. 递碘附小纱条及取物袋,取出闭合残端。

3. 递腔镜下持针器针带线(10~15cm)固定缝合吻合口。

4. 保存好切缘病理标本,与医生确定名称,及时交于巡回护士。

巡回护士:

1. 准备腔镜下直线切割闭合器钉仓。

2. 准备蒸馏水。

3. 准备可吸收缝线。

4. 与洗手护士交接核对病理标本并做好登记记录。

(十一) 冲洗,止血,放置引流管

(十二) 关闭创口

取出各切口器械,切口内注射局部麻醉药,清点,缝合和覆盖各个切口的手术配合参见第四章第一节。

第十节 腹部无辅助切口经阴道拖出标本的腹腔镜下左半结肠癌根治术（CRC-NOSES Ⅶ式）手术配合

一、适应证与禁忌证

（一）适应证

1. 降结肠、降结肠与乙状结肠交界处或乙状结肠近端肿瘤。
2. 肿瘤环周直径 <5cm 为宜。
3. 肿瘤未侵出浆膜为宜。

（二）禁忌证

1. 肿瘤位于结肠脾曲和横结肠左半部分。
2. 肿瘤环周直径 >5cm 者。
3. 肿瘤侵出浆膜。
4. 过于肥胖者（BMI>35）。

二、手术配合

（一）清点、医生建立气腹、放置术者及助手操作孔戳卡、常规探查、肠系膜下动静脉根部的处理、内侧入路的左半结肠系膜的分离的手术配合

参见第四章第九节。

（二）乙状结肠及直肠系膜的处理

医生向下分离至骶骨岬水平，夹闭直肠上动静脉远端，裸化乙状结肠肠壁 2cm 后，切断闭合乙状结肠。

洗手护士：

1. 裸化动脉血管后，递结扎钳带结扎钉阻断结扎血管，递剪刀切断动脉；裸化静脉后递结扎钳带结扎钉，递超声刀或剪刀切断血管。
2. 递腔镜下直线切割闭合器。
3. 递碘附小纱条。

巡回护士：

1. 准备结扎钉。
2. 准备腔镜下直线切割闭合器及钉仓。

（三）横结肠左半和脾曲的处理

医生沿着结肠带向左侧打开附着大网膜，直至看到脾下极及结肠脾曲外侧腹膜为止，进入网膜囊，沿胰腺走行，置一纱布条至脾下极，裁剪横结肠系膜至血管弓，向左侧分离切断系膜至左结肠旁沟。

洗手护士：

1. 递超声刀。

2. 递小纱条置于脾下极。

3. 及时清理超声刀刀头结痂。

巡回护士：

更换腹腔镜位置。

（四）打开左结肠旁沟

医生沿左结肠旁沟分离至脾下极，并与纱布指示点在胰尾部会合。

洗手护士：

及时清理超声刀刀头结痂。

（五）肿瘤上方结肠系膜的裁剪和裸化

医生进一步裁剪系膜，处理边缘血管弓，切断分离至肠壁，裸化肠管 2cm 备用。

洗手护士：

递结扎钳带结扎钉，超声刀切断结肠系膜血管。

（六）标本切除

医生用直线切割闭合器闭合直肠远端。经阴道用膀胱拉钩抬起阴道后穹隆。切开阴道，将无菌塑料保护套经阴道置入腹腔。经保护套置入抵钉座，在肿瘤上方预切定线远端纵行切开肠壁，消毒，将抵钉座置入近端肠腔内，切割封闭近端肠管。将标本及用过的小纱布置入保护套内，拉出体外。

洗手护士：

腹腔组

1. 递腔镜下直线切割闭合器闭合直肠端，用碘附小纱消毒。

2. 递超声刀切开阴道。

3. 递无损伤钳夹持无菌塑料保护套。

会阴组

1. 递卵圆钳夹持碘附纱布消毒阴道。

2. 递小膀胱拉钩。

3. 递无菌卵圆钳夹持保护套牵出。

4. 递抵钉座经阴道及保护套放入腹腔。

腹腔组

1. 递超声刀切开结肠近端，碘附小纱消毒肠腔。

2. 递胆囊抓钳将抵钉座放入肠腔。

3. 递腔镜下直线切割吻合器闭合肿瘤上端横结肠。

4. 经 12mm 戳卡放入无菌保护套并将标本与纱布放入保护套。经阴道拖出。

5. 递标本盆，保存好经阴道取出的病理标本，与巡回护士、医生确定名称，及时交于巡回护士。

6. 清点随病理标本拖出的纱布。

巡回护士：

1. 准备工作台。

2. 准备地灯。

3. 准备直线切割闭合器及钉仓、吻合器。

4. 与洗手护士交接核对病理标本并做好登记记录。

5. 标本取出时更换腹腔镜位置。

（七）消化道重建

医生将抵钉座连接杆从近端结肠闭合线一角取出，经肛门直肠置入环形吻合器，完成结肠直肠端-端吻合。8字缝合危险三角区域，进行注水注气试验，检查吻合口通畅确切。

洗手护士：

会阴组

递环形切割吻合器。

腹腔组

1. 递超声刀切开横结肠。

2. 递胆囊抓钳取出抵钉座杆，与吻合器连接。

3. 递腔镜下持针器针带线（10~15cm）加固缝合吻合口。

4. 递碘附盐水及冲洗器。

会阴组

保存好切缘病理标本，与医生确定名称，及时交于巡回护士。

巡回护士：

1. 准备可吸收缝线。

2. 与洗手护士交接核对病理标本并做好登记记录。

（八）缝合阴道切口

医生腹腔镜下连续缝合或直视下间断缝合。

洗手护士：

与巡回护士、本院手术医生共同清点器械、敷料、缝针及杂项物品。

方法一：经腹腔缝合

递倒刺线（10~15cm）递镜下持针器缝合阴道。

方法二：经会阴直视缝合

1. 递两把组织钳。

2. 递长持针器夹持可吸收线针带线缝合阴道。

巡回护士：

1. 与洗手护士、本院手术医生共同清点器械、敷料、缝针及杂项物品。

2. 根据术野变化调节灯光位置。

(九)冲洗,止血,放置引流管

(十)关闭创口

医生取出各切口器械,切口内注射局部麻醉药,清点,缝合和覆盖各个切口的手术配合参见第四章第一节。

第十一节 腹部无辅助切口经阴道拖出标本的腹腔镜下右半结肠癌根治术(CRC-NOSES Ⅷ式)手术配合

一、适应证与禁忌证

(一)适应证

1. 女性右半结肠肿瘤。
2. 肿瘤环周径 <5cm 为宜。
3. 肿瘤未侵出浆膜为宜。

(二)禁忌证

1. 肿瘤环周径 >5cm。
2. 肿瘤侵犯周围组织器官。
3. 患者过于肥胖者(BMI>35)。
4. 男性右半结肠癌。

二、手术配合

(一)清点、医生建立气腹,放置术者及助手操作孔戳卡,常规探查的手术及配合(除调节体位外)

参见第四章第一节。

巡回护士:

医生进行手术探查时,将患者体位调至头高足低及左侧倾斜位。

(二)回结肠动静脉根部解剖与离断

医生沿肠系膜上静脉充分暴露系膜表面,沿 Toldt 间隙向上、向外侧分离,裸化回结肠动静脉根部,清扫淋巴脂肪组织,双重结扎切断。

洗手护士:

1. 递超声刀和递分离钳。
2. 递结扎钳带结扎钉结扎并切断血管。
3. 递小纱布暴露术野、止血。
4. 如单独切下淋巴结则需保存好,并确定名称,及时交于巡回护士。

巡回护士:

提供结扎钉。

(三) 右结肠动脉根部的处理

医生沿着 Toldt 筋膜在十二指肠表面游离,仔细分离后,结扎切断右结肠静脉。沿肠系膜上静脉向上分离可见右结肠动脉,在根部双重结扎切断。

洗手护士:

1. 裸化动脉血管后,递结扎钳带结扎钉阻断结扎血管,递剪刀切断动脉。
2. 裸化静脉后递结扎钳带结扎钉,递超声刀或剪刀切断血管。

(四) 中结肠动脉根部的处理

医生继续向上分离至胰颈表面可见胃窦后壁停止。沿肠系膜上静脉向上分离,双重结扎切断中结肠动静脉。

洗手护士:

1. 递超声刀。
2. 递小纱条垫于胰颈。
3. 裸化动脉血管后,递结扎钳带结扎钉阻断结扎血管,递剪刀切断动脉;裸化静脉后递结扎钳带结扎钉,递超声刀或剪刀切断血管。

(五) 结肠系膜的游离

医生继续沿 Toldt 间隙进一步向外侧、上方及下方分离。

洗手护士:

1. 递小纱条置于游离的系膜下方。
2. 提示巡回护士向腹腔内放置纱布。

巡回护士:

应对腹腔内纱布的数量和位置做到心中有数。

(六) 回肠系膜的处理

医生将盲肠下部腹膜打透贯穿后,提起末端回肠,裁剪回肠系膜,切割末端回肠壁,向近端裸化 2cm 肠管。

洗手护士:

1. 递无损伤钳和超声刀。
2. 及时清理超声刀刀头结痂。

(七) 大网膜及第 6 组淋巴结的处理

医生裁剪右侧大网膜至横结肠壁,分离切断胃结肠韧带进入网膜腔。沿胃网膜右动静脉血管弓外缘向右侧分离切断至胰头,同时与下方游离间隙贯通。

洗手护士:

1. 递超声刀。
2. 递结扎钳带结扎钉。
3. 递小纱条暴露术野。
4. 递结扎钳带结扎钉,递超声刀或剪刀切断分支血管。

巡回护士：

1. 准备结扎钉。
2. 根据手术需要，更换腹腔镜位置。

（八）横结肠系膜的处理

医生在胃窦十二指肠胰头区离断后，进一步向横结肠预切定线分离，裸化肠壁1cm。

洗手护士：

递结扎钳带结扎钉，结扎并递超声刀或剪刀离断边缘血管。

（九）标本切除

医生在横结肠预切定线处缝合切割肠管，消毒，近端翻向右下腹。沿右结肠旁沟向右髂窝分离，直至上下贯通。在回肠裸化区血运分界线内侧横断回肠，消毒，将标本置于盆腔。

洗手护士：

1. 递腔镜下直线切割闭合器（钉仓）切断闭合横结肠（图4-56）。
2. 递碘附小纱条消毒。
3. 递超声刀。
4. 递腔镜下直线切割闭合器（消毒并更换钉仓）切断闭合回肠（图4-57）。

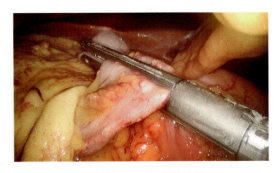

图4-56 闭合横结肠

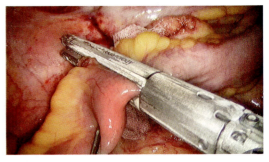

图4-57 闭合回肠

5. 递碘附小纱条消毒。

巡回护士：

准备腔镜下直线切割闭合器及钉仓（2个）。

（十）消化道重建

医生将横结肠与末端回肠在上腹部平行拉直摆放。将回结肠末端一角剪开5mm小口，置入直线切割闭合器钉座侧并含住。在横结肠断端一角剪开10mm小口，置入直线切割闭合器钉仓侧，完成回肠横结肠侧-侧吻合。确认吻合口无出血后，清点，横行闭合残端，完成功能性端-端吻合，切下的残端组织用取物袋取出。浆肌层缝合回肠横结肠吻合处，减轻吻合口张力，完成消化道重建。

洗手护士：

腹腔组

1. 递无损伤抓钳将横结肠和回肠位置摆放好。
2. 递剪刀分别将横结肠和回肠断端剪开小孔（图 4-58）。
3. 递碘附小纱条消毒。
4. 递腔镜下直线切割闭合器（更换钉仓）完成侧 - 侧吻合（图 4-59）。

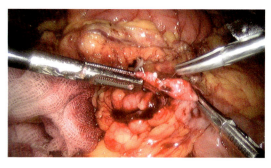

图 4-58　肠管断端剪开口

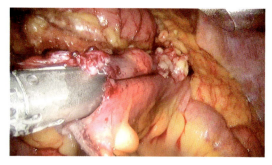

图 4-59　置入腔镜下直线切割闭合器侧 - 侧吻合

5. 递腔镜下直线切割闭合器闭合残端。
6. 递碘附小纱条消毒。
7. 递持针器及可吸收缝线缝合吻合口（10~15cm）（图 4-60）。

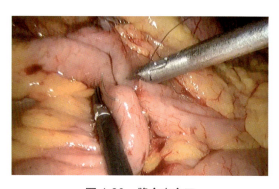

图 4-60　缝合吻合口

巡回护士：

1. 准备腔镜下直线切割闭合器及钉仓。
2. 与洗手护士、本院手术医生共同清点器械、敷料、缝针及杂项物品。
3. 准备可吸收缝线。

（十一）标本取出

医生置入无菌塑料保护套，撑开无菌套，将腹腔内的纱布及标本置于保护套内，扎紧夹闭袋口。术者换位置于患者右侧，助手于体外用无损伤举宫器将子宫抬起，充分暴露阴道后穹隆。切开阴道,夹持住标本一端保护套,将标本移出体外。

洗手护士:

腹腔组

1. 经左上腹 12mm 的戳卡置入无菌塑料保护套。
2. 递无损伤钳将腹腔内的纱布及标本置于保护套内。
3. 递结扎钉将标本袋的袋口扎紧。
4. 递超声刀打开阴道后穹隆。

会阴组

1. 递膀胱拉钩置入阴道。
2. 递卵圆钳将标本取出。

注:当需要剖开肠管放气时,递圆刀、吸引器。

3. 保存好病理标本,与医生确定名称,及时交于巡回护士。

巡回护士:

1. 更换腹腔镜位置。
2. 更换体位为头低足高位,头低位不超过 30°。
3. 准备工作台(组织钳、膀胱拉钩、镊子、剪刀、持针器、可吸收缝线)、地灯。
4. 与洗手护士共同核对取物袋中的纱布。
5. 交接核对病理标本并做好登记。

(十二)缝合阴道切口

医生直视下间断缝合(图 4-61)。

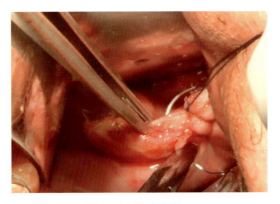

图 4-61　缝合阴道口

洗手护士:

1. 与巡回护士、本院手术医生共同清点器械、敷料、缝针及杂项物品。
2. 递两把组织钳牵拉阴道前后穹隆,协助缝合。
3. 递长持针器夹持可吸收线缝合阴道。

巡回护士：

1. 与洗手护士、本院手术医生共同清点器械、敷料、缝针及杂项物品。
2. 根据术野变化调节灯光位置。

(十三) 冲洗，止血，放置引流管

(十四) 关闭创口

取出各切口器械，切口内注射局部麻醉药，清点，缝合和覆盖各个切口的手术配合参见第四章第一节。

第十二节　腹部无辅助切口经肛门拖出标本的腹腔镜下全结肠切除术（CRC-NOSES Ⅸ式）手术配合

一、适应证与禁忌证

(一) 适应证

1. 家族性腺瘤性息肉病。
2. 林奇综合征相关结直肠癌。
3. 结肠多原发癌，且最大病灶环周径 <3cm 为佳。
4. 溃疡性结肠炎经内科治疗无效者。
5. 便秘等良性疾病需全结肠切除者。

(二) 禁忌证

1. 结肠多原发癌，且最大病灶环周直径 >3cm 者。
2. 患者过于肥胖者（BMI>35），或系膜肥厚者。
3. 肿瘤侵出浆膜者。

二、手术配合

(一) 清点、医生建立气腹、放置术者及助手操作孔戳卡的手术配合（除调节体位外）

参见第四章第一节。

(二) 探查

医生探查肝脏、胆囊、胃、脾脏、大网膜、结肠、小肠及盆腔表面有无结节和腹水。判断肿瘤位置大小（多原发肿瘤或息肉病伴癌变，<3cm）。判定解剖结构。

洗手护士：

递无损伤钳或分离钳。

(三) 回结肠动脉根部的处理

医生于回结肠血管根部打开系膜，沿 Toldt 间隙向上、向外侧分离，清扫回结肠动静脉根部淋巴结，结扎切断回结肠动静脉。

洗手护士：

1. 递无损伤钳夹持腔镜下小纱条。

2. 递分离钳。

3. 如单独切下淋巴结则需保存好，并确定名称，及时交于巡回护士。

4. 裸化动脉血管后，递结扎钳带结扎钉阻断结扎血管，递剪刀切断动脉；裸化静脉后递结扎钳带结扎钉，递超声刀或剪刀切断血管。

巡回护士：

调节体位至头高足低位，左侧倾斜位。

（四）右结肠动静脉根部的处理

医生沿着Tlodt筋膜在十二指肠表面分离，向胰头前方和肠系膜上静脉方向剥离，在根部结扎切断右结肠静脉。沿着肠系膜上静脉外科干向上分离，在根部结扎切断右结肠动脉。

洗手护士：

参见第3步

（五）中结肠动静脉的处理

医生向上游离，在右结肠动脉根部上方附近，可见中结肠动静脉，双重结扎切断。

洗手护士：

递结扎钳带结扎钉阻断结扎血管，递剪刀切断动静脉。

（六）末段回肠的处理

医生游离回肠系膜至回肠肠壁，裸化2cm。

（七）大网膜的处理

医生在横结肠中部打开大网膜与横结肠肠壁粘连处，进入网膜腔。沿胃网膜右动静脉向右侧游离至十二指肠表面，使右侧大网膜完全分离。沿结肠带打开大网膜的附着处，直至脾曲，看到脾下极。

洗手护士：

递无损伤钳夹取小纱条置于胰尾表面，作为指示和保护。

巡回护士：

根据手术需要更换腹腔镜位置。

（八）右结肠旁沟及其系膜的游离

医生从结肠肝曲向下向外逐步分离切断系膜直至与盲肠处完全贯通。递小纱条置于肠系膜后方保护和指示。

洗手护士：

递腔镜下小纱条置于肠系膜后方保护和指示。

（九）肠系膜下动脉根部的处理

医生操作进入骶前间隙，向上、向左侧分离，裸化肠系膜下动脉根部，双重结扎切断，注意保护下腹下神经。

洗手护士：

递结扎钳带结扎钉阻断结扎血管,递剪刀切断动脉。

巡回护士：

1. 调节体位至头高足低位,右侧倾斜位。

2. 更换腹腔镜位置。

(十)肠系膜下静脉的处理

医生在腹主动脉外侧向 Treitz 韧带逐层打开后腹膜,在胰腺下缘结扎切断肠系膜下静脉。

洗手护士：

递结扎钳带结扎钉阻断结扎血管,递剪刀或超声刀切断静脉。

(十一)左半结肠系膜及左结肠旁沟的处理

医生向外侧沿 Toldt 筋膜分离,沿着胰腺下缘,向左侧分离结肠脾曲系膜,分离至脾下极。注意保护左侧输尿管、左侧生殖器血管及左肾脂肪囊。递小纱条置于肠系膜后方保护和指示。

洗手护士：

参见第 8 步。

(十二)直肠系膜的游离

医生根据病变性质决定直肠的切除范围。沿骶前间隙按 TME 原则处理直肠系膜的后壁和右侧壁,游离直肠左侧腹膜至预切线。

巡回护士：

根据手术需要更换腹腔镜位置。

(十三)预切线直肠的裸化

医生在预切线右侧逐层裸化,在直肠左侧同一水平横断直肠系膜,在后方进一步裸化,于腹膜反折处开直肠前壁使左右贯通。

(十四)标本切除

医生在回肠裸化区切断回肠(图 4-62),消毒。在直肠预切线上端横行切开肠壁,消毒。判定肠管下切缘,完全横断直肠,消毒。

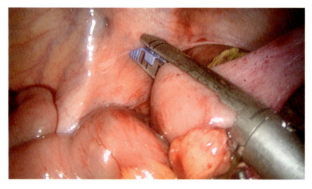

图 4-62 切断回肠

洗手护士：

1. 递腔镜下直线切割闭合器。

2.递碘附纱条。

3. 递直线切割闭合器(更换钉仓)。

注:更换钉仓时,应对闭合器头端用碘附纱布进行消毒。

4. 递碘附纱条。

注:对腹腔中的小纱条数目,洗手护士应做到心中有数。

巡回护士:

准备腔镜下直线切割闭合器及钉仓(2个)。

(十五) 标本取出

医生将无菌塑料保护套经肛门送入腹腔,置直肠断端于保护套内,夹持直肠断端与保护套,将标本拉出体外。

洗手护士:

腹腔组

递无损伤抓钳及无菌塑料保护套。

会阴组

1. 递碘附盐水。

2. 递卵圆钳,经保护套拖出标本。

3. 保存好病理标本,与医生确定名称,及时交于巡回护士。

巡回护士:

1. 准备工作台及地灯。

2. 与洗手护士交接核对病理标本并做好登记。

(十六) 消化道重建

医生用碘附盐水冲洗盆腔,经肛门将吻合器抵钉座送入腹腔。在回肠断端沿着缝合钉在肠壁剪开约2cm切口,置入抵钉座。闭合回肠残端,消毒。在回肠预吻合处打一小孔,将抵钉座连接杆取出,备用。闭合直肠残端,消毒,经腹部取出残端组织。经肛置入环形吻合器,于直肠断端一角旋出穿刺针,与抵钉座对接,完成回肠与直肠的侧-端吻合。注水注气试验,再次检查吻合口通畅,确切无出血。

洗手护士:

腹腔组

1. 递胆囊抓钳。

2. 递剪刀。

3. 递腔镜下直线切割闭合器(消毒并更换钉仓)。

4. 递碘附小纱条。

5. 递超声刀。

6. 递腔镜下直线切割闭合器(消毒并更换钉仓)。

7. 递碘附小纱条。

8. 递无损伤抓钳。

9. 递取物袋。

会阴组

1. 递碘附盐水。

2. 递吻合器抵钉座。

3. 递环形切割吻合器。

4. 保存好病理标本,与医生确定名称,及时交于巡回护士。

5. 递碘附盐水。

巡回护士:

1. 准备吻合器。

2. 准备腔镜下直线切割闭合器钉仓(2个)。

3. 与洗手护士交接核对病理标本并做好登记记录。

(十七) 冲洗,止血,放置引流管

(十八) 关闭创口

医生取出各切口器械,切口内注射局部麻醉药,清点,缝合和覆盖各个切口的手术配合参见第四章第一节。

第十三节　腹部无辅助切口经阴道拖出标本的腹腔镜下全结肠切除术(CRC-NOSES Ⅹ式)手术配合

一、适应证与禁忌证

(一) 适应证

1. 结肠多发恶性肿瘤,最大环周径 3~5cm 者为最佳。

2. 家族性腺瘤性息肉病,经肛门取出困难者。

3. 林奇综合征相关结直肠癌。

4. 溃疡性结肠炎经内科治疗无效,局部肠段系膜肥厚,经肛门取出困难者。

5. 此术式适合切除全部大网膜的全结肠切除术。

(二) 禁忌证

1. 结直肠多原发癌,其最大灶环周径 >5cm 者。

2. 过于肥胖者(BMI>35),或系膜肥厚者。

3. 肿瘤侵出浆膜者。

二、手术配合

(一) 清点、医生建立气腹、放置术者及助手操作孔戳卡的手术配合(除调节体位外)

参见第四章第一节。

(二) 探查与标本游离

手术配合参见第四章第十二节。

(三) 标本切除

医生在回肠的预切线切断回肠,消毒。在直肠预切定线的裸化区切断直肠(图4-63),消毒。

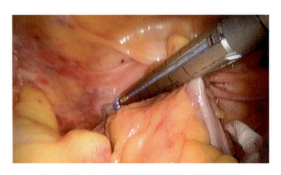

图4-63 在直肠预切线裸化区切断直肠

洗手护士:

1. 递腔镜下直线切割闭合器。

注:协助医生调整钉头角度。

2. 递碘附纱条。

3. 递腔镜下直线切割闭合器(更换钉仓)。

注:更换钉仓时应用碘附纱布对闭合器头端进行消毒。

4. 递碘附纱条。

注:对于腹腔中小纱条的数量,洗手护士应做到心中有数。

巡回护士:

准备直线切割闭合器及钉仓。

(四) 标本取出

医生于患者体外顶起阴道后穹隆,体内切开阴道后穹隆(图4-64)。将无菌塑料保护套经阴道置于腹腔,置全结肠于保护套内并将标本拉出体外(图4-65)。

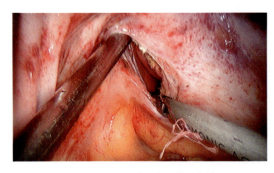

图4-64 切开阴道后穹隆

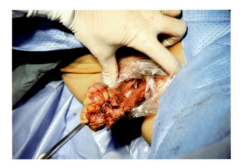

图4-65 拉出标本

洗手护士：

会阴组

1. 递卵圆钳夹持碘附纱布消毒阴道。

2. 递膀胱拉钩将阴道后穹隆抬起。

3. 递卵圆钳经阴道牵出无菌保护套并撑开，取出标本及腔镜下小纱条。

注：此时应清点确认小纱条的数量及完整性。

4. 递抵钉座，用卵圆钳送入腹腔。

巡回护士：

1. 准备工作台。

2. 准备地灯。

3. 准备适合型号的环状切割吻合器。

4. 与洗手护士交接核对病理标本并做好登记记录。

(五) 消化道重建

医生经阴道将吻合器抵钉座送入腹腔。在回肠断端沿着缝合钉在肠壁剪开约2cm切口，置入抵钉座。闭合回肠残端，消毒。经阴道取出残端组织。在回肠预吻合处打一小孔，取出抵钉座连接杆，备用。经肛置入环形吻合器，于直肠残端一角旋出穿刺针，与抵钉座对接，完成回肠与直肠的侧-端吻合。加固吻合口。注水注气试验，再次检查吻合口通畅，有无出血。

洗手护士：

腹腔组

1. 递超声刀及吸引器切开回肠。

2. 递四分之一碘附纱条消毒回肠后放置取物袋中取出。

3. 递胆囊抓钳向回肠内置入抵钉座。

4. 递腔镜下直线切割闭合器闭合回肠断端。

5. 递取物袋经阴道取出闭合残端。

会阴组

递环形切割吻合器。

注：吻合器头端可用碘附进行润滑。

腹腔组

1. 递超声刀切开回肠。

2. 递胆囊抓钳夹持抵钉座杆进行对接。

3. 递持针器夹持针带线(10~15cm)加固缝合吻合口。

4. 递碘附盐水及冲洗器。

5. 递腔镜下小纱布。

巡回护士：

1. 与洗手护士、本院手术医生共同清点器械、敷料、缝针及杂项物品。

2. 提供可吸收缝线。

3. 根据术野变化调节灯光位置。

（六）缝合阴道切口

医生在腹腔镜下连续缝合或直视下间断缝合。

洗手护士：

1. 与巡回护士、本院手术医生共同清点器械、敷料、缝针及杂项物品。

2. 递倒刺线，递镜下持针器（镜下）。或递长持针器夹持可吸收线（直视）。

巡回护士：

与洗手护士、本院手术医生共同清点器械、敷料、缝针及特殊物品。

（七）冲洗，止血，放置引流管

（八）关闭创口

取出各切口器械，切口内注射局部麻醉药，清点，缝合和覆盖各个切口的手术配合参见第四章第一节。

第十四节　疑难罕见手术——腹部无辅助切口经直肠取标本的腹腔镜下右半结肠癌根治术手术配合

一、手术体位

采用功能截石位方法三。

二、戳卡位置

1. 腹腔镜镜头戳卡孔（10mm 戳卡）　位于脐至脐下方 2cm 的范围内均可。

2. 术者主操作孔（12mm 戳卡）　位于左上腹中部，腹直肌外侧缘。

3. 术者辅助操作孔（5mm 戳卡）　位于左下腹，与腹腔镜镜头戳卡孔不在同一水平线。

4. 助手主操作孔（12mm 戳卡）　位于右下腹与髂前上棘连线中外 1/3 处。

5. 助手辅助操作孔（5mm 戳卡）　位于右上腹，右锁骨中线与横结肠投影区交叉处（图 4-66）。

三、洗手护士站位

1. 右半结肠切除　洗手护士与术者站于同侧，位于患者左侧靠近腿侧（图 4-67）。

2. 标本取出　洗手护士与术者站于同侧，位于患者右侧靠近腿侧（图 4-68）。

四、腹腔镜位置

1. 右半结肠切除　腹腔镜位于右侧床尾偏外移向右侧肩部，朝向术者，调整屏幕方向保证与术者视角接近平行，与助手视角不过大，避免其过度扭头，或可多角度放置分屏。（图 4-69）。

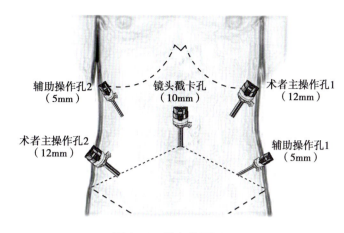

图 4-66　戳卡位置图 10

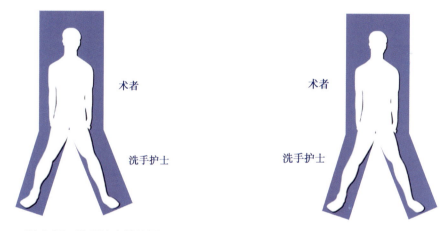

图 4-67　洗手护士站位图 1　　　　　　图 4-68　洗手护士站位图 2

2. 标本取出　腹腔镜位于左侧床尾偏外，朝向术者，调整屏幕方向保证与术者视角接近平行，与助手视角不过大，避免其过度扭头，或可多角度放置分屏。（图 4-70）。

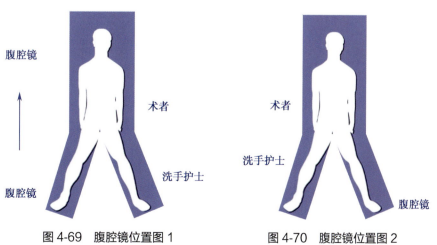

图 4-69　腹腔镜位置图 1　　　　　　图 4-70　腹腔镜位置图 2

五、手术适应证与禁忌证

(一) 适应证

1. 右半结肠肿瘤合并直肠肿瘤。
2. 最大肿瘤环周径 <5cm(经阴道)。
3. 最大肿瘤环周径 <3cm(经直肠)。
4. 肿瘤未侵出浆膜为宜。

(二) 禁忌证

1. 最大肿瘤环周径 >5cm。
2. 肿瘤侵犯周围组织器官。
3. 患者过于肥胖(BMI>35)。

六、手术配合

(一) 清点、医生建立气腹、洗手护士协助医生放置术者及助手操作孔戳卡的手术配合

参见第四章第一节。

(二) 探查

医生探查肝脏、胆囊、胃、脾脏、大网膜、结肠、小肠及系膜表面和盆腔脏器有无种植、转移、腹水。判断肿瘤位置大小。

洗手护士:

递无损伤抓钳。

巡回护士:

调节体位至头高足低,左侧倾斜位。

(三) 第一刀切入点

医生沿肠系膜上静脉充分暴露系膜表面,用超声刀打开回结肠动静脉与肠系膜上静脉夹角的凹陷薄弱处。逐渐裸化血管。

洗手护士:

递超声刀。

(四) 回结肠动静脉根部的离断

医生沿 Toldt 间隙向上、外侧分离,显露回结肠动静脉根部,清扫淋巴脂肪组织。用血管夹夹闭并离断。

洗手护士:

1. 如单独切下淋巴结则需保存好,并确定名称,及时交于巡回护士。
2. 裸化动脉血管后,递结扎钳带结扎钉阻断结扎血管,递剪刀切断动脉;裸化静脉后递结扎钳带结扎钉,递超声刀或剪刀切断血管。

巡回护士:

准备结扎钉。

(五) 血管的离断

医生沿肠系膜上静脉向上分离裸化结肠右动脉,在根部结扎切断。沿 Toldt 筋膜在十二指肠及胰头表面游离,结扎切断结肠副右静脉。继续向上于胰腺下缘分离出结肠中动静脉右支,结扎切断。

洗手护士:

1. 递超声刀游离。
2. 清理超声刀刀头结痂。
3. 裸化动脉血管后,递结扎钳带结扎钉阻断结扎血管,递剪刀切断动脉;裸化静脉后递结扎钳带结扎钉,递超声刀或剪刀切断血管。

(六) 大网膜及第 6 组淋巴结的处理

医生判断横结肠预切定线,游离大网膜。用超声刀裁剪右侧大网膜至横结肠壁。从横结肠向胃网膜血管方向分离、切断胃结肠韧带,沿胃网膜右动静脉血管弓外缘向右侧分离切断。

洗手护士:

1. 如单独切下淋巴结则需保存好,并确定名称,及时交于巡回护士。
2. 备结扎钳带结扎钉。

巡回护士:

1. 根据手术需要更换腹腔镜位置。
2. 与医生、洗手护士确定标本名称并保存好标本。

(七) 横结肠系膜的处理

医生在胃窦十二指肠胰头区离断系膜后,将系膜横行切开,向横结肠系膜无血管方向分离。结扎离断边缘血管。进一步向横结肠预切定线分离,裸化肠壁 1cm。

洗手护士:

递结扎钳带结扎钉,递超声刀或剪刀切断边缘血管。

(八) 标本的切除

医生用腹腔内直线切割闭合器在横结肠预定线处切割闭合肠管,将近端翻向右下腹。用超声刀继续分离贯通。在回肠裸化区,用直线切割闭合器在血运线内侧横断回肠。将标本置于标本袋中,置于盆腔。

洗手护士:

1. 递腔镜下直线切割闭合器。
2. 递碘附小纱消毒断端。
3. 递超声刀。
4. 递腔镜下直线切割闭合器(消毒并更换钉仓)。
5. 递标本袋,协助医生经 12mm 戳卡放入腹腔,将标本置入标本袋。

巡回护士:

准备腔镜下直线切割闭合器。

（九）消化道重建

医生将横结肠断端与距末端回肠断端 8cm 处肠管，用缝合线缝合固定。分别于末端回肠断端对系膜侧、于相应位置的横结肠对系膜侧做 1cm 切口，碘附纱布消毒肠腔。经术者主操作孔置入直线切割闭合器，将钉仓和抵钉座分别置于两侧肠管中。确认无误后击发，完成回肠横结肠侧-侧吻合。碘附小纱擦拭肠腔，确认无出血，在两侧肠管断端缺口两端及中间应用缝合线各缝一针固定，牵拉线尾使肠管断端呈直线，用直线切割闭合器闭合共同开口，完成回肠横结肠重叠式三角吻合。

洗手护士：

1. 递腔镜下持针器夹持针线(10~15cm)缝合固定线。
2. 递超声刀切开肠管。
3. 递碘附小纱消毒肠腔。
4. 递腔镜下直线切割闭合器侧-侧吻合。
5. 递碘附小纱擦拭肠腔。
6. 递持针器夹持针线(10~5cm)三针，缝合牵拉线。
7. 递腔镜下直线切割闭合器（消毒并更换钉仓）完成三角吻合。
8. 递标本袋经 12mm 戳卡取出闭合切下的残端。

巡回护士：

1. 准备可吸收缝线。
2. 准备工作台。
3. 准备地灯，随时调节灯光。

（十）标本取出

助手经肛用稀碘附水充分冲洗直肠后，选择直肠上段约 3cm 处用超声刀横行开口，经右侧 12mm 戳卡置入保护套，助手持卵圆钳经肛至直肠上段开口，将保护套末端拖出，将标本置于保护套中，经直肠肛门缓慢拉出体外。直肠开口两端及中间各缝一针，直线切割闭合器闭合直肠开口。镜下缝合包埋吻合口。

洗手护士：

会阴组

1. 递碘附盐水及冲洗器，冲洗直肠。
2. 递卵圆钳用以拖出保护套及标本。

腹腔组

1. 递超声刀切开直肠。
2. 递保护套，协助医生经 12mm 戳卡放入腹腔。
3. 递无损伤钳将保护套置入直肠，进而将标本置入保护套，拖出体外。
4. 递镜下持针器夹持针带线(10~15cm)三针，缝牵拉线。
5. 递直线切割闭合器闭合残端，并用标本袋取出体外。
6. 递镜下持针器夹持针线缝合吻合口。

巡回护士：

1. 更换显示器位置,移至患者左足外侧。
2. 更换体位为头低足高位。
3. 提供碘附水、钉仓、针线等用物。
4. 与洗手护士交接核对病理标本并做好登记记录。

(十一) 冲洗,止血,放置引流管

(十二) 关闭创口

取出各切口器械,切口内注射局部麻醉药,清点,缝合和覆盖各个切口的手术配合参见第四章第一节。

第五章

手术护理要点

第一节 无 菌 术

一、围术期准备

(一) 肠道准备

肠道准备是手术前常规的程序,目的是清洁肠道,利于手术操作。NOSES 的标本取出途径及消化道重建方式与传统腹腔镜手术区别很大,如若术前准备不充足,肠内容物较多,术中很容易导致肠内容物反流入腹腔内,从而导致腹腔污染继而出现感染,最终致使手术失败。

术前的肠道准备包括饮食控制、联合口服抗生素、导泻及灌肠等肠道准备的方法。在肠道准备的药物中,电解质溶液、硫酸镁、酚酞(果导片)、磷酸钠盐口服液、复方聚乙二醇电解质、甘露醇等均属于作用程度较剧烈的肠道准备药物,在使用中需严格关注水、电解质的补充,以免水电解质紊乱的出现;另外,具有起效慢、作用缓和的番泻叶冲剂(小剂量)、蓖麻油和液态石蜡,与流食配合联合应用于患者,为不全肠梗阻患者的肠道清洁作准备。

术前肠道准备的具体操作方案如下。①饮食方面准备:避免进食高纤维素如蔬菜、水果等食物,术前 3 天给予半流质饮食,术前 2 天给予全流质饮食,术前 1 天开始禁食,根据患者的营养状态给予至少 1 天的静脉营养支持;②药物方面:患者无肠梗阻症状的术前 1 天口服导泻剂,可口服磷酸钠盐或复方聚乙二醇电解质散口服液和 2 000~3 000ml 温水,30 分钟内口服完毕,同时适当活动利于排泄;③术前进行灌肠:术前日晚,生理盐水清洁灌肠 1 次。

(二) 阴道准备

在 NOSES 中,除肛门取标本外,另一主要途径是阴道取标本,因此需要严格的阴道消毒和准备。拟行经阴道取标本的 NOSES 患者进行阴道准备的具体操作:①术前 3 日用 1‰ 新洁尔灭或 3‰ 碘附冲洗阴道,每天一次;②手术日进行阴道冲洗后,用 3‰ 碘附消毒宫颈,之后纱布球擦干宫颈及阴道黏膜。

二、手术部位消毒

(一) 皮肤消毒

采用 0.5% 碘附溶液进行皮肤部位消毒,直接涂擦手术区至少 2 遍。每一次消毒均不超过前一次的范围,至少需要使用两把消毒钳,由清洁区向相对不清洁区需稍用力消毒。已接触污染部位、会阴区、肛门处的消毒纱布不得再反擦清洁处。对于特殊部位的消毒如脐部,可以先将消毒液滴入脐部,待皮肤涂擦完毕后,再将脐部消毒液蘸净。

(二) 阴道消毒

预防手术部位感染的重要步骤是手术部位消毒,阴道消毒在常规结直肠肿瘤手术中并不属于常规步骤。但在 NOSES 中,阴道是取标本的主要途径之一,需要严格地进行阴道消毒。术区消毒时,阴道、外阴及肛门周围等部位需要在原有基础上再消毒 2 次;术中则需要严格按照无菌原则进行操作;术后可于阴道内留置一块碘附纱布,并于术后 48 小时取出,视情况对纱布进行定期更换。

三、皮肤、手术切口保护

皮肤消毒后贴皮肤保护膜,保护手术切口不被污染。小切口手术使用切口保护套,显露手术切口。与皮肤接触的刀片和器械不应再用,延长切口或缝合前再次消毒皮肤;手术中途因故暂停时,切口应使用无菌单覆盖。

四、术中无菌技术要点

(一) 充分消毒

1. 手术部位的消毒　手术区皮肤及阴道的消毒。
2. 肠腔处消毒　腹腔内切开肠腔前先用干净纱条保护周围,切开后立即用 0.1% 碘附纱条消毒肠腔。切除肠管断端处应用纱布垫保护,避免污染周围。
3. 会阴部再次消毒　会阴处操作时再次充分消毒,用 0.1% 碘附溶液从肛门灌洗远端肠管 3 次。

(二) 充分冲洗

1. 充分冲洗直肠远端　肿瘤上方封闭肠管后,会阴组使用 0.1% 碘附溶液反复冲洗直肠,干纱条蘸干,可有效减少吻合时肠腔污染。
2. 充分冲洗腹腔　标本取出吻合后,使用稀释碘附溶液和大量的温热灭菌注射用水浸泡冲洗腹腔,之后用生理盐水冲洗 3 遍,可减少污染。

(三) 标本套取出标本

1. 标本套置入　将塑料透明标本套涂抹碘附溶液,经右下腹主操作戳卡内置入腹腔内。
2. 取出标本　将切除的标本放入塑料透明标本套内,可有效减少肠内容物腹腔内污染的机会。收紧结扎带关闭标本套,可避免拖出标本时挤压肠腔而导致的污染物泄露,然后从肛门拖出,建立无菌通道,有效减少污染。

3. 必要时切开吸引　对于较长的肠管病理标本,肠腔内存有部分气体或液体,一部分拖出后,留在体内的部分会出现肠管扩张难以继续拖出。为此,可在已拖出体外肠管的一侧切开一小口,从中插入吸引器外套管至扩张的肠管部分,从而将气体和液体吸出,塌瘪后的肠管即可顺利拖出。

第二节　隔离技术

NOSES结直肠癌手术,术中严格遵守无菌、隔离操作规程,可以达到与开腹和常规腹腔镜结直肠癌手术同等的无菌、隔离效果,不会增加腹腔感染和肿瘤种植转移的概率,符合恶性肿瘤根治术的无菌隔离原则。

一、建立隔离区域

在无菌区域建立明确隔离区域,可以用无菌小单提前铺置划分;整理、归类、划分手术器械、敷料等用物,隔离使用的器械、敷料放置在隔离区域,分清使用,不得混淆。

二、隔离前操作

手术切口至器械台加铺无菌单,以保护手术切口及器械台面,隔离结束后撤离。准备专用的"隔离盆或盘"并标有明显标识,用于放置肿瘤标本和直接接触肿瘤的手术器械。

三、隔离操作

(一) 手术器械及敷料的隔离

1. 接触过肿瘤组织的器械和敷料放在隔离区域内使用,不得放置到非隔离区域,注意避免污染其他物品,禁止再使用于正常组织,使用后的敷料等采用单独器械夹取。
2. 接触过隔离区域的手术器械如若再使用须用碘附溶液进行浸泡。
3. 擦拭隔离器械的湿纱布垫只能用于擦拭隔离器械。
4. 洗手护士的手不得直接接触污染隔离"源"(隔离器械、隔离区域、隔离组织)。

(二) 无菌通道的建立

1. 术区内使用的无菌纱布条应从保护套中取出,不应从戳卡处取出。用于腹腔内止血的无菌纱布经戳卡处取出存在的风险如下:肿瘤细胞经戳卡处造成皮肤肿瘤种植;同时使用的其他腹腔镜器械如超声刀、无损伤钳等,经过同一戳卡时造成肿瘤细胞污染器械,再接触盆腹腔脏器,有肿瘤种植的可能性;饱和的无菌纱布经戳卡处取出,人为造成挤压纱布的现象,纱布上吸纳的体液回流入腹腔,极易出现感染和盆腹腔肿瘤细胞的播散。
2. 戳卡处取出标本同样存在上述风险,可以使用"套中套",即剪裁常用的超声刀保护套、手套拇指或标本取物袋等取出切除标本。
3. 抵钉座可经无菌塑料套建立的无菌通道或经直肠外翻建立的相对的无菌通道放入腹腔内。

（三）肿瘤的切除

1. 术中忌接触、挤压肿瘤,禁止将肿瘤分段切除,破溃肿瘤设法用无菌纱布、取物袋等方法进行隔离操作,T4 期肿瘤可用"封胶"涂抹浆膜面。

2. 可用碘附小纱条对直肠断端等潜在污染部位进行消毒,也可以应用结扎带等封闭近端肠管避免肿瘤细胞在肠腔内扩散。

3. 术中用吸引器吸净可能溢出的肠内容物,并用碘附纱条消毒,减少脱落肿瘤细胞污染的机会;吸引器头不可污染其他部位,根据需要及时更换吸引器头。

（四）分组操作

1. 执行"互不侵犯"原则,手术中设有腹腔组和会阴组,两组手术人员同时操作。

2. 严格区分有瘤器械与无瘤器械,区别有瘤操作与无瘤操作人员,各组手术人员和手术器械不能相互混淆。

（五）二氧化碳气腹的管理

1. 尽量缩短二氧化碳气腹持续的时间,根据患者自身情况调节术中气腹压力 $\leq 14mmHg$,流量 $<5L/min$。建议采用有气体加温功能的气腹机,降低肿瘤细胞的雾化状态,减少肿瘤种植。

2. 撤去二氧化碳气腹时,应打开套管阀门使二氧化碳逸出排净后方可拔出套管,避免"烟囱"效应造成穿刺针道肿瘤种植转移。

（六）预防手术切口种植或污染的措施

1. 将穿刺套管固定,防止套管意外脱落和漏气,不应经戳卡取纱布,因为反复取纱布会损害戳卡与腹壁间的气密性,同时易造成戳卡松动而造成"烟囱"效应。

2. 小切口时使用切口保护器,使切口与瘤体隔离,同时防止接触肿瘤的器械上下移动,造成切口种植。

3. NOSES 的核心问题是如何将切除的标本完整取出,并在此过程中避免因肠腔内容物溢出导致腹腔内细菌污染和肿瘤细胞散落。切口取出标本必须用取物袋,防止瘤体与切口接触。对于微小的标本如淋巴结等,取出时也应采取隔离措施,不应经戳卡孔取出,应装入保护套或与手术标本一起取出。取下的标本放入专用容器,置于隔离区,不可用手直接接触。

4. 采用"轻柔、缓慢、持续、顺滑、逐步"技巧,先拖出标本,再拖出无菌塑料标本套,防止塑料套内液体溢出。

四、隔离后操作

（一）即刻撤离

取出标本后立即撤下隔离区内的物品,包括擦拭器械的湿纱布垫,以及会阴组的全部手术用物。

（二）冲洗

1. 取出标本后,用未被污染的容器盛装大量(2 000ml)灭菌注射用水/生理盐水彻底冲洗腹腔,吻合后再用碘附 60~120ml+ 生理盐水 500ml 冲洗腹腔,可减少污染。

2. 完成体内消化道重建后,应用碘附盐水或 42℃灭菌注射用水充分冲洗腹盆腔。

3. 冲洗后不建议用纱布擦拭,以免肿瘤细胞种植。

(三) 更换

更换腹腔组所有手术人员被污染的无菌手套、手术器械、敷料等。

(四) 重置无菌区

在手术切口周围重新加盖无菌单。

第三节　术中低体温的预防及护理

手术室作为手术治疗与抢救的重要场所,其护理工作的质量高低直接决定着患者手术成功与否以及性命安危。有调查显示,在手术进行过程中,低体温的发生率为 50%~70%,非计划性低体温现象已引起手术相关医护人员的重视。

一、低体温的名词术语

(一) 体核温度

指人体内部——胸腹腔和中枢神经的温度,因受到神经、内分泌系统的精细调节,通常比较稳定。一般不超过 (37 ± 0.5)℃。核心体温可在肺动脉、鼓膜、食管远端、鼻咽部、膀胱和直肠测得。

(二) 正常体温

指临床上常用口腔、直肠、腋窝等处的温度代表体温。不同部位的正常体温有所不同,腋温为 36.0~37.0℃;口腔温度为 36.3~37.2℃;肛温为 36.5~37.7℃。

(三) 低体温

指核心温度 <36.0℃即定义为低体温,是最常见的手术并发症之一。

(四) 室温

指手术间的直接环境温度,通常在 21~25℃。

(五) 强制空气加热

指利用对流加热学方法,用可控的方式将暖流空气分配到患者肌肤,如充气式加温仪,是一项常见的皮肤表面加温方法。

(六) 围术期非计划性低体温

指在围术期内任何时间发生的、非计划性的、对机体有害的体温下降,核心温度低于 36℃ (96.8°F),但不包括治疗性或计划性的低体温。

二、导致低体温的原因及其对机体的影响

(一) 导致低体温的原因

1. 麻醉药物导致的体温调节障碍　药物可改变体温调节中枢的调定点。麻醉药物可抑制血管收缩,从而抑制体温调节中枢或影响传入路径的活动,麻醉时周围血管扩张增加散热,

降低机体对寒冷环境的适应能力,肌松药通过消除肌震颤而阻碍产热,因而导致体温降低。正常生理情况下,机体在体温调节中枢下丘脑的控制下,产热与散热保持动态平衡。如全身麻醉时,气管插管后,气体不经鼻腔、上呼吸道的加温加湿作用,低温干燥的气体直接进入肺内,使中心体温下降1~2℃。全麻药物可抑制下丘脑体温调节中枢,使其对低温反应的阈值降低约2.5℃,而且还干扰机体随环境变化的体液转移反应;肌松药使骨骼肌松弛,丧失增加肌张力的产热反应。核心体温变动范围约在4℃以内。可见麻醉后,患者的体温呈现下降的趋势。

2. 手术操作导致的固有热量流失

(1) 手术患者因手术的需求,不能着过多的衣服,在手术间内暴露部位过多或时间过长,导致散热过快,体温丧失过多。

(2) 开胸、开腹等手术会使内脏器官暴露,而内脏器官温度较高、散热快,当手术时间长,暴露范围大时,会使水分从体腔快速散失,从而导致机体辐射散热增加。

(3) 覆盖在患者身上的无菌敷料被盐水浸湿,导致机体散热增加,可造成围术期患者低体温。

(4) 手术超过3小时者体温下降1~2℃。

3. 手术间的低温环境　随着手术室建筑设施的发展,越来越多的手术室采用空气净化层流设备。室内空气的快速对流,会增加患者机体的散热;手术室的温度过低,会导致患者体热过度散失,当室温<21℃时,患者散热增加显著,因此体温下降的幅度与手术室环境温度有关。若患者在进出手术室过程中,保暖措施不到位,未能给患者进行适当加盖,也会导致低体温的形成。

4. 静脉滴注未加温的液体、血制品　在手术过程中输注未加温或者与室温相同的液体或者血制品,会产生"冷稀释"作用,从而导致患者出现寒战、发冷等低体温症状。若输注1U 4℃的去白细胞红细胞悬液或1 000ml常温生理盐水,可导致患者体温下降0.25℃。因此,低体温也是大量快速输血、输液的常见并发症之一。

5. 术中使用未加温的冲洗液　常温冲洗液冲洗腹腔会让体温下降1℃,而局部的低体温能通过血液循环导致机体的核心体温下降,因此术中使用未加温的冲洗液导致低体温。

6. 其他

(1) 术前患者禁饮禁食,灌肠以及疾病本身等因素可能导致患者体质下降,对冷刺激敏感性增强,应急情况下产热率往往不如散热率高,易导致机体散热加快,更容易在手术中发生低体温。

(2) 皮肤消毒:皮肤具有调节体温的功能,完整的皮肤具有天然的屏障作用。使用挥发性消毒液消毒皮肤时,消毒液的蒸发会带走大量的热量,使体温迅速下降。

(3) 患者紧张:应激情况下产热率往往不如散热率高,均导致机体散热加快。患者紧张、恐惧的情绪使血液重新分配,影响了回心血量以及机体的微循环,术中易致低体温的发生。

(4) 高危人群:新生儿、婴儿、严重创伤、大面积烧伤、虚弱、老年患者等为发生低体温的高危人群。老年人术中低体温是由于其代谢率低、体温调节功能易受干扰;同时,衰老时机体成分发生变化,有机成分下降,水含量减少,进而使机体的热储降低,围术期更易发生低体温；而小儿体温调节中枢多发育不完善，体温调节能力差，容易受环境的影响，另外，新生儿体表面积相对较大，皮肤薄，血管丰富，易散热。

(二) 低体温对机体的影响

1. 手术部位感染的风险　低体温通过三种方式增加手术部位的感染风险。

(1) 低体温引发体温调节，使血管收缩，显著降低皮下氧张力导致组织缺氧，间接抑制中性粒细胞的氧化释放功能，减少多核白细胞向感染部位移动，减少皮肤血流量，抑制组织对氧的摄取，增加伤口感染率。

(2) 低体温降低机体免疫功能。

(3) 低体温加重术后蛋白的消耗，使伤口愈合受到抑制。有研究表明，轻度体温降低可直接损害骨髓免疫功能，尤其是抑制中性粒细胞的氧化释放作用，减少皮肤血流量，抑制组织对氧的摄取，增加伤口感染率。

2. 心血管系统并发症　低体温引起交感神经兴奋，心率增快，心肌收缩力增强，心排血量增加，外周血管收缩；外周阻力增加和血液黏稠度升高，会增加心脏做功，可能导致心肌缺血和心律失常、房室传导阻滞、血压下降，严重时可引起室颤、心搏骤停等。当核心温度低于正常温度37℃时，室速和心脏异常的发生率将会增加2倍。

3. 创伤　对于创伤患者，低体温与死亡发生率的升高相关。

4. 凝血功能　体温下降可出现多方面的血液系统异常，其中较为重要的是凝血功能障碍，往往导致极差的预后。手术期间发生的轻度低体温可使血小板功能降低，凝血功能受损，凝血物质的活性降低，血液黏滞度增加，纤溶系统被激活，严重的低体温可致弥散性血管内凝血（DIC）的发生，导致术中失血量增加和对同种输血的需求。低体温主要是通过对凝血酶和血小板的影响引起凝血功能障碍，增加手术出血量。

5. 改变药物代谢周期　低体温可导致机体代谢率降低，从而使麻醉药在体内的代谢减慢，延长全身麻醉患者的苏醒时间。

6. 增加耗氧量　低体温会导致患者寒战。轻度的低体温由于每分钟通气量和耗氧量减少，通气/血流比(V/Q)比例失调而导致缺氧加重。低体温可降低代谢率和氧的供给，体温每降低1℃，机体需氧量约降低7%。

7. 中枢神经系统　低体温对中枢神经系统的影响非常明显，轻度的低体温会出现意识错乱，进而出现淡漠、行为异常、判定障碍，严重的低体温会使患者出现意识障碍、甚至昏迷。

8. 内分泌系统　低体温会抑制胰岛素的分泌，增加甲状腺素和促甲状腺素的分泌，提高肾上腺素、多巴胺等儿茶酚胺的水平，因此麻醉中易发生高血糖现象。

9. 其他　低体温可使肾血流量下降，pH升高以及呼吸减慢等。

三、预防低体温的护理措施

(一) 术前干预措施

1. 术前评估

(1) 手术室护士需评估患者出现非计划性低体温的风险。

（2）评估方法：图表评估、物理测量、患者访谈。对于全身麻醉患者的术前评估，建议采用围术期低体温风险概率评分表（Predictors 评分）。

（3）术前评估内容：①患者自身情况（年龄、体重、代谢障碍、用药史）；②麻醉方式；③手术方式（开放体腔手术，是否使用气动止血仪，是否输注冷液体、血液和血液制品，是否使用冷灌洗液冲洗体腔）；④手术环境。

（4）手术室护士应针对术中低体温的预防，确立预期目标、制订护理计划，选择合适的体温监测技术以及干预措施，从而降低患者发生非计划性低体温的风险。

2. 心理疏导　加强术前对患者的心理疏导，有助于预防术中低体温。通过详尽的术前访视，与患者进行面对面的交流，消除手术室医护人员与患者之间的距离感，缓解患者焦虑、紧张的情绪，使患者对冷刺激的阈值降低。

（二）设定适宜的环境温度

适当提高室温，对患者体温的保护具有积极意义，有研究表明，手术室温度维持在 22℃左右，既能有效地防止老年人围术期核心体温过度下降，又能防止或减少微生物繁殖，有助于预防术中低体温的发生。

1. 术前维持环境温度（包括手术室或患者等候区等）不低于 23℃。

2. 手术开始前 30 分钟，保持手术间温度稳定于 23~24℃。

3. 术中维持环境温度 ≥ 21℃。

4. 手术开始后，根据患者的体温波动，及时动态地调节手术间温度，有效预防低体温的发生。

（三）加强手术过程中对患者的体温监测

对体温的有效监测及调节是保证麻醉成功、减少术后并发症的重要措施之一。采用合理安全的体温监测方法，以及手术过程中巡回护士加强对患者皮肤温度的观察，对早期出现低体温的患者及时采取相应的护理手段，进行适当的保暖，对于低体温的预防至关重要。

1. 监测设备　核心温度的监测设备应根据其可靠性和可行性来选择。

(1) 临床上易获取。

(2) 能在围术期各阶段提供准确、连贯的数据读取。

(3) 可无障碍地到达监测点。

(4) 使用便利。

(5) 保障患者安全。

(6) 测量的误差不超过 ±0.1℃。

(7) 对外界温度的影响不敏感。

(8) 不含汞。

不建议使用：腋窝温度计和红外温度计。推荐使用：食管温度计探头、留置导尿管温度探头及口内温度计。肺动脉温度测量尽管是核心体温测量的金标准，但导管留置均具有一定的侵袭性，价格也较昂贵，并可能导致一系列严重的并发症，如心律不齐、心脏瓣膜损伤、出血、感染等，难以全面普及。

2. 监测方法　手术室护士需确保体温监测技术和加温设备的可用性,体温监测仪需严格依据制造厂商的说明书使用。

3. 监测部位　无创监测建议采用食管远端、鼓膜、鼻咽温度监测;病情危重需采取有创监测的患者建议采用肺动脉温度监测。选择时注意综合考虑,避开手术部位。

4. 监测时间　患者入手术室时评估患者的基线温度。对手术时间≥30分钟的全身麻醉患者应实施体温监测,当患者术前体温<36℃时,应尽快实施主动加温措施;当患者术前体温≥36℃,也应于麻醉诱导前实施至少20分钟主动体温保护措施。对于有低体温风险的高危患者,需在麻醉诱导之前,给予至少15分钟预加温措施。术中需定期监测并记录患者核心温度,30min/次,直至手术结束。

5. 患者转入麻醉恢复室或ICU前应评估其核心温度。患者核心温度≥36℃方可转运;患者核心温度<36℃时,应采取主动加温措施,直至核心温度≥36℃。

(四)注意覆盖,尽可能减少皮肤暴露

1. 覆盖的时间　手术前应安排好各科室医护人员,密切配合,使麻醉时间、手术时间、创面暴露时间尽量缩短;为避免患者低体温发生,应在手术开始前,为患者做足保暖措施;术中尽量减少术野暴露;另外,术后,护送患者回病房的途中要加盖被褥,注意保暖,特别是在冬季。

2. 采用手术薄膜巾覆盖手术切口,减少皮肤散热;手术中减少患者暴露的面积;术中使用38℃湿盐水纱布和敷料擦拭、止血及覆盖肠管,并及时更换,保持纱布温度接近38℃。

3. 在不影响无菌操作原则的前提下,在术中用已加温的棉被为患者保暖。

4. 注意保持切口周围无菌单的干燥,减少散热和避免低温液体渗透后吸收大量的热量而导致血管收缩、寒战等不利情况的发生。

(五)加温冲洗液及静脉滴注液体

1. 加温冲洗液　用于体腔、切口的冲洗液宜选用温热液体。腹腔冲洗液建议加热至38~40℃后再使用,保留5~8分钟。

2. 加温静脉滴注液体　对患者输注的液体和血制品进行加温。输入加温后的液体不仅能有效地减轻低体温,从某种意义上有一定的升温作用,是人体复温常用的方法。血液加热温度不能过高,否则会导致血细胞破坏。

(1)用于静脉滴注的液体宜给予加温至37℃。

(2)大量静脉输液(>2 000ml/h)时,应使用液体加温装置,将液体加热至37℃。

(3)输注冷藏血制品时,应使用血液加温装置,将血制品加热至37℃。

(4)严格控制患者术中输液量:4~6ml/(kg·h),避免大量补液。

(六)使用加温设备

皮肤表面加温的方法包括但不限于充气式加温仪、水循环调温服、水循环热能传输垫,用于加温和保温的设备必须经过相关权威机构认证,并严格依照生产厂家的说明书进行使用。严禁使用加热后的输液袋或输液瓶直接用于患者皮肤加热。

1. 用恒温干燥箱将被服、敷料加温后使用,可减少机体体温的散失。

2. 充气式加温毯　皮肤表面主动升温推荐使用充气式加温毯,是目前临床上公认最有效的术中保暖方法之一。手术时间≥30分钟的全身麻醉患者、手术时间<30分钟的高危患者在麻醉诱导前使用充气式加温毯进行体温保护;对于有低体温高风险的患者,需在麻醉诱导之前,给予至少15分钟预加温。

3. 循环水毯　充气式加温毯不能有效地维持围术期体温稳定,建议与循环水毯同时使用。术前将循环水毯铺在手术床上,患者躺于水毯上,通过调节水毯的温度调节患者体温,水毯温度可调节在36~41℃。

(七) 呼吸气体加热

热化气体,利用呼吸蒸发器加热吸入氧气,预防呼吸道散热,可减少深部温度的下降。全身麻醉患者可应用湿热交换器以保持呼吸道内恒定的温度和湿度。

(八) 注意事项

1. 应采用综合保温措施。
2. 在使用加温冲洗液前需再次确认液体温度。
3. 应使用安全的加温设备,并严格依照生产商的书面说明书进行操作,尽量减少对患者造成不必要的损伤。
4. 使用加温毯时,软管末端空气温度极高,容易造成患者热损伤。不能在没有加温毯的情况下直接加温或使用中软管与加温毯分离。
5. 加温后的静脉输液袋或灌洗瓶应依照静脉输液原则及产品使用说明书上的要求进行保存。
6. 对使用电外科设备需要粘贴负极板时,应注意观察负极板的局部温度,防止因局部过热性状改变而对患者皮肤造成影响。
7. 使用加温设备时,需密切观察患者病情及做好交接班工作。
8. 加强护士培训,提高预防低体温意识,掌握预防低体温及加温设备使用的相关知识。

术中低体温现象越来越受到医护人员的重视,低体温的原因是多方面的,手术室的工作人员应针对相关的因素,给予及时、有效的综合预防措施,以减少手术患者的低体温并发症,从而减轻患者痛苦,缩短住院天数,减轻患者经济负担,从而提高医院的医疗护理质量。

参考文献

[1] 王锡山.经自然腔道取标本手术学——腹盆腔肿瘤[M].3版.北京.人民卫生出版社.2019.
[2] 姜安丽,钱晓路,曹梅娟等.新编护理学基础[M].3版.北京:人民卫生出版社,2018:180-189.
[3] 郭莉.手术室护理实践指南,(2019年版)[M].北京:人民卫生出版社,2019.
[4] 杨艳杰.护理心理学[M].3版.北京:人民卫生出版社,2015:222-226.
[5] 周郁秋.护理心理学[M].2版.北京:人民卫生出版社,2007:154-155.
[6] 银欣宇,姚雨,银彩霞.腹腔镜手术患者术中心理护理应用及体会[J].中华腔镜外科杂志(电子版),2015,8(3):230-232.
[7] 杜晓辉.腹腔镜结直肠手术进展及展望[J].中国实用外科杂志,2020,40(3):191-194.
[8] 王锡山.结直肠肿瘤类-NOTES术之现状及展望[J].中华结直肠疾病电子杂志,2015,4(4):11-16.
[9] 祝华义.腹腔镜下肠道肿瘤切除患者气腹并发症分析及对策研究[J].中国实用医药,2017,12(9):42-44.
[10] 宋烽,何丽,董薪,等.实用手术体位护理[M].北京:人民军医出版社,2012:3-7.